管理栄養士養成課程における
モデルコアカリキュラム2015準拠 第0巻

導入教育 第2版
信頼される専門職となるために

特定非営利活動法人 日本栄養改善学会　監修
伊達ちぐさ／木戸康博　編

医歯薬出版株式会社

監修

特定非営利活動法人 日本栄養改善学会

編者

| 伊達ちぐさ だて ちぐさ | 兵庫県立大学 名誉教授 |
| 木戸　康博 きど やすひろ | 甲南女子大学医療栄養学部 教授 |

執筆者一覧

足立　己幸 あだち みゆき	特定非営利活動法人 食生態学実践フォーラム 理事長
石田　　均 いしだ ひとし	市立長浜病院ヘルスケア研究センター センター長
奥田　豊子 おくだ とよこ	元　大阪教育大学 教授
押野　榮司 おしの えいじ	公益社団法人 日本栄養士会 参与
香川　靖雄 かがわ やすお	女子栄養大学 副学長
岸　　恭一 きし きょういち	徳島大学 名誉教授・名古屋学芸大学 名誉教授
志村二三夫 しむら ふみお	十文字学園女子大学学長・ 大学院人間生活学研究科長・教授
伊達ちぐさ 前掲	
田中　弘之 たなか ひろゆき	東京家政学院大学人間栄養学部 教授
中村　丁次 なかむら ていじ	神奈川県立保健福祉大学 学長
林　　宏一 はやし こういち	武庫川女子大学食物栄養科学部 教授
柳　　元和 やなぎ もとかず	医療法人紀和会 正風病院 院長補佐
渡邊　　昌 わたなべ しょう	東京農業大学 客員教授

（五十音順）

This book is originally published in Japanese
under the title of：

Kanrieiyoshi Yoseikatei-niokeru Modelrukoakarikyuramu Junkyo Donyukyoiku
(Based on the Model Core Curriculum for Registered Dietitian Course in Japan (2015)-
Introduction for Registered Dietitians)

Editor：

The Japanese Society of Nutrition and Dietetics

Ⓒ 2011　1st ed.
Ⓒ 2016　2nd ed.

ISHIYAKU PUBLISHERS, INC.
　7-10, Honkomagome 1 chome, Bunkyo-ku,
　Tokyo 113-8612, Japan

管理栄養士養成課程における
モデルコアカリキュラム準拠
教科書シリーズの改訂に際して

　国民医療費が40兆円を超える現在，生活習慣病の発症の増加と重症化，社会生活を営むために必要な機能の低下等，健康課題は多様化，深刻化している．これらの健康課題に深く関わる栄養・食生活もまた，多様化，複雑化している．たとえば，栄養素等の不足と過剰の両方を併せ持つ栄養の二重苦（Double burden of malnutrition）の問題，家庭における共食機会の減少，日本の伝統的食文化継承の危機，食の安全への不安，食物供給の過度の海外依存などである．こうした社会情勢のなか，管理栄養士に求められる責務と役割も，高度化，複雑化，多様化してきた．

　海外では，Academy of Nutrition and Dietetics（AND；米国栄養士会）が，2003年にNutrition Care Process（NCP；栄養管理プロセス）を発表した．栄養専門職の専門性を高め，管理栄養士の主要業務である「栄養管理」の質を担保するためである．その後，International Confederation of Dietetic Associations（ICDA；国際栄養士連盟）は，この栄養管理プロセスを国際標準として普及することを2008年に決議した．

　こうした「栄養管理」の国際標準化の動向に加え，国内の「管理栄養士養成課程における教育のあり方検討会報告」（2013年報告）や，健康日本21（第二次）など栄養・食に関わる政策の動向も踏まえ，2009年の「管理栄養士養成課程におけるモデルコアカリキュラム」の見直しを行った．本学会がめざすべき管理栄養士像は，以前と変わりなく，「人間の健康の維持・増進，疾病の発症予防・重症化予防，および生活の質（quality of life；QOL）の向上をめざして，望ましい栄養状態・食生活の実現に向けての支援と活動を，栄養学・健康科学等関連する諸科学をふまえて実践できる専門職」とし，その実現に向けて，コアカリキュラムの項目を精査し，2015年夏に，「モデルコアカリキュラム2015」を学会理事会にて採択し，提案した．

　この2015年版の内容を含み，また社会の変化に柔軟に対応できるように，学会監修で発刊した「管理栄養士養成課程におけるモデルコアカリキュラム

準拠教科書シリーズ」の改訂を行うこととした．これからの管理栄養士には，対象者の健康・栄養状態を適正に栄養評価（アセスメント）して，栄養診断し，ライフスタイルや生活環境，社会環境に対応した栄養介入を計画・実施し，栄養モニタリング・評価を行うPDCAサイクルを回すための応用力，統合力，マネジメント力等が，ますます求められるであろう．そうした管理栄養士の養成に向けて，各養成校が建学の精神や教育理念に基づく特色ある教育を組み立てるために，この改訂教科書シリーズを基本的な学修の教科書として活用してくださることを願っている．

　最後に，タイトなスケジュールのなかで改訂作業に取り組んでくださった編者・執筆者の皆さまと，それを支えてくださった医歯薬出版株式会社編集部の皆さまに深謝申し上げる．

2016年3月

　　　　武見ゆかり　特定非営利活動法人 日本栄養改善学会理事長
　　　　木戸康博　　特定非営利活動法人 日本栄養改善学会前理事長

序 第2版

　本書の目標は，管理栄養士養成施設の学生が4年間の教育を通して管理栄養士としての資質を高め，スキルアップに資する基礎知識を習得し応用能力を開発し，さらに自分の力で課題を発見し，自己学習によって解決するための能力を身につけられるようにすることである．また，専門職である管理栄養士像を入学時から具体的に理解している学生は少ないので，本書には管理栄養士をめざす気持ちを育むための内容も盛り込まれている．

　初版刊行当時，このような導入教育の必要性は認識されていたが，管理栄養士養成課程のカリキュラムに系統立てて取り入れられることはほとんどなかった．そのため，「管理栄養士養成課程におけるモデルコアカリキュラム」に準拠した教科書『導入教育』は多くの管理栄養士養成施設の教員に注目され，管理栄養士をめざす学生の導入教育と出口教育を兼ねたユニークな教科書として，これを採用する管理栄養士養成施設数は順調に増えてきた．

　初版刊行から足掛け5年が経過したころ，改訂第2版の作業に着手した．同じころに「管理栄養士養成課程におけるモデルコアカリキュラム2015」が提案されたが，本書が取り扱う範囲では，モデルコアカリキュラムの内容に大きな変更はなかった．そのため，改訂第2版の構成は初版とほぼ同様である．しかし，2015年4月に新しい「人を対象とする医学系研究に関する倫理指針」が施行された．「研究対象者の福利は，科学的及び社会的な成果よりも優先されなければならない」という本質的原則がさらに厳しく強調されるようになったため，改訂第2版では研究倫理の項を新設した．栄養管理（Nutrition Care）の現場で働く管理栄養士は，実践栄養学の科学的根拠づくりを担う人材であるので，今後は学生時代から研究倫理への理解が必要となる．このほか，初版刊行後の社会変化に伴う栄養政策のアップデート，全体的な情報の更新等も行って改訂第2版とした．

　管理栄養士養成課程における4年間の教育のさまざまな場面で，本書が活用されることを願っている．

2016年3月

編者一同

序

　本書は，日本栄養改善学会監修・編集による管理栄養士養成課程におけるモデルコアカリキュラム準拠教科書シリーズの先陣を切って，第0巻として刊行された．日本栄養改善学会が提案した「管理栄養士課程におけるモデルコアカリキュラム」での新たな取り組み4項目のうち，①「全学年を通じて学ぶ」項目の提示，および②「導入教育」の設定，を取り上げたものである．従来から管理栄養士をめざすことへの動機づけ教育については，その必要性が問われていたが具体性に欠けていた．そのため，モデルコアカリキュラムでは「管理栄養士を目指す気持ちを育む導入教育」が設けられた．

　全国の管理栄養士養成施設のホームページでは，教育内容を説明する際に調理実習や試験管などを用いた実験の画像が多く使われ，栄養教育やプレゼンテーション中の画像が用いられているケースもある．管理栄養士教育のイメージを1枚の写真やイラストで表現するのは大変困難なことであることが分かる．管理栄養士の多岐にわたる使命や役割を知らずに，管理栄養士養成課程に入学する学生が多くても不思議ではない．

　本書では第Ⅰ編を導入教育用として編集した．学生は入学後の早い時点で栄養学や管理栄養士の歴史，社会における管理栄養士の使命や役割，活動分野を理解することによって，管理栄養士をめざす気持ちを育むことができる．本書の利用者は専門科目を学ぶ前の学生を前提としているので，内容的には難しいものであっても，平易な文章で丁寧に説明することを心がけて執筆された．

　第Ⅱ編としては，全学年を通じて学ぶ項目を取り上げた．これらは，卒業までに折に触れて学んでおきたい内容で，出口教育としても利用可能なように編集した．

　管理栄養士養成課程の教育が効果的に行われるために，本書がその礎となることを祈念している．

2011年8月

編者一同

Contents

第Ⅰ編 専門科目を学ぶ前に

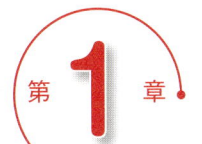

第1章 栄養専門職としての管理栄養士のすがた　3

1 食べ物・食生活・健康を考える　伊達ちぐさ　3

1) 生活のなかの食を考える　3
   ① 食物連鎖　3　② 人間の生活活動と食物　3　③ あなたの生活と食　4
2) よりよい食生活を考える　5
   ① 食生活指針の活用　5　② 食事バランスガイドの活用　7
3) 食生活と健康　7

2 法令に定められた管理栄養士の役割と業務　田中弘之　9

1) 法律と政令，省令など　9
2) 栄養士法　9
3) 健康増進法　10
4) その他の法令（保健，医療，福祉・介護，教育分野）　14
   ① 地域保健法　14　② 母子保健法　14　③ 高齢者の医療の確保に関する法律　14
   ④ 医療法　14　⑤ 食品表示法　15　⑥ 食育基本法　15　⑦ 学校給食法　15
   ⑧ 学校教育法　15

3 管理栄養士の使命と役割・関連職種との関わり　押野榮司　15

1) 管理栄養士の使命　15
2) 医療施設で働く管理栄養士の役割・関連職種との関わり　16
   ① 病院（医療施設）での役割　16　② 医療現場における管理栄養士業務の具体例　17
   ③ 関連職種との関わり　18　④ 栄養サポートチームの取り組み例　18
3) 福祉施設で働く管理栄養士の役割・関連職種との関わり　20

vii

① 福祉施設での役割　20　② 関連職種との関わり　21

4) 学校で働く管理栄養士の役割・関連職種との関わり　　　　　　　　　　　　22
① 学校での役割　22　② 関連職種との関わり　23

5) 行政分野で働く管理栄養士の役割・関連職種との関わり　　　　　　　　　　24
① 行政分野での役割　24　② 関連職種との関わり　25

6) 企業で働く管理栄養士の役割・関連職種との関わり　　　　　　　　　　　　26
① 企業での役割　26　② 関連職種との関わり　26

7) 社会が要請する管理栄養士の役割　　　　　　　　　　　　　　　　　　　　27
① 時代とともに変化する管理栄養士の役割　27　② 各職域で何が求められるか　27
③ すべての管理栄養士に求められていること　28

第2章 栄養学・栄養士発展の歴史　29

1 栄養学の歴史　29

1) 医学と栄養　志村二三夫　　　　　　　　　　　　　　　　　　　　　　　　29
① 栄養と生命　29　② 医学と栄養の関係　31

2) 栄養学のはじまり　岸　恭一　　　　　　　　　　　　　　　　　　　　　　31

3) 呼吸とエネルギー代謝　　　　　　　　　　　　　　　　　　　　　　　　　32
① 空気中の気体の発見　32　② 燃焼理論と呼吸　33　③ エネルギー代謝の研究　34

4) 三大栄養素　　　　　　　　　　　　　　　　　　　　　　　　　　　　　　34
① 炭水化物　34　② 脂質　34　③ たんぱく質　35

5) 出納実験およびたんぱく質の栄養価　　　　　　　　　　　　　　　　　　　35
① 出納実験　35　② たんぱく質の栄養価　35

6) ビタミン　　　　　　　　　　　　　　　　　　　　　　　　　　　　　　　36
① ビタミン B_1　36　② ビタミン C　37

7) ミネラル（無機質）　　　　　　　　　　　　　　　　　　　　　　　　　　37

2 食生活・栄養と健康の変化と課題　志村二三夫　38

1) 食生活・栄養状態の変化と課題　　　　　　　　　　　　　　　　　　　　　38
① 食生活の変化の概要　38　② 統計から見る食生活の変化　39

③ 栄養状態の変化：第二次世界大戦後の栄養改善の推移　41
④ 食生活・栄養状態の課題　42

2）**食生活・栄養と健康問題の変化と課題**　43
① 死亡原因の推移　43　② 「米国の食事目標」　44　③ 日本の健康づくり対策　45
④ 管理栄養士に求められること　46

3 管理栄養士の歴史　中村丁次　46

1）**栄養士の誕生と栄養改善活動のはじまり**　46
2）**栄養士制度と栄養改善活動**　47
① 栄養士による栄養改善活動　47　② 低栄養問題の解決と新たな問題　48
③ 栄養改善から健康増進へ　48
3）**管理栄養士制度と期待される活動**　49
① 管理栄養士制度のスタート　49　② 栄養問題の複雑化，多様化，個別化　49
③ 個々の人間の栄養状態改善に取り組む　50

第3章　地球レベルでの栄養の課題と取り組み　53

1）**世界および日本における食料需給の実態と今後の展望**　林　宏一　53
① 健康問題と食料　53　② 世界の人口と食料　53　③ わが国の食料需給　56

2）**今，世界の栄養状態はどうなっているか**　足立己幸　58
① 栄養状態が著しく悪い国が多い　58
② 飢餓率の高い国にも肥満者が多くなっている　60　③ 栄養不良の循環性　60

3）**世界における栄養学上の課題と取り組み**　61
① 栄養状態にはどんな要因や背景が絡んでいるのか　61
② 国際的にどのような取り組みがなされているか　61
③ 日本人として，また管理栄養士として，私たちは何をしなければならないか　63

4）**諸外国の管理栄養士・栄養士の養成とその活動**　奥田豊子　64
① 国際栄養士連盟　64　② 米国における栄養士養成制度　66
③ 世界の管理栄養士・栄養士の活動　67

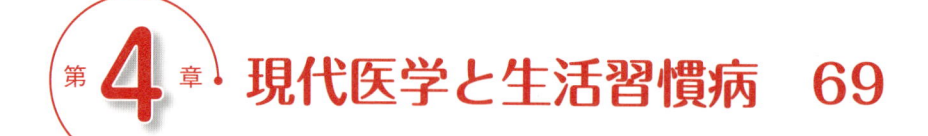

第4章 現代医学と生活習慣病　69

1 現代医学がめざしている方向と現状　渡邊　昌　69

① 感染症との闘いから慢性疾患対策へ　69
② 高度経済成長期からの栄養素過剰摂取による病気　71
③ 生活習慣病の提唱と予防医療　71
④ 長寿社会に必要な抗加齢医学（アンチエイジング）　72
⑤ 介護医療と死の質（QOD）　72　⑥ 近未来の医療　73

2 現代医学における健康の維持・増進，病気の予防・治療　73

1) 人生における食事・栄養の意義の位置づけ　73
① 食べ物と脳との関係　73　② 栄養療法のあゆみ　74　③ 栄養学と医学の関係　74

2) 生活習慣病の位置づけと特徴　75
① 生活習慣病とは　75　② がん　76　③ メタボリックシンドローム　77
④ 糖尿病　79　⑤ 高血圧症　80　⑥ 脂質異常症と動脈硬化　81
⑦ 脳血管疾患　82　⑧ 肝脂肪化とNASH　82
⑨ 腎不全，慢性腎臓病（Chronic Kidney Disease；CKD）　83
⑩ そのほか生活習慣が関係する病気　83

3 国民医療費　柳　元和　85

1) 国民医療費の概要と推移　85
① 医療費とは何か　85　② 日本の国民医療費　86
③ 医療保険で扱われる管理栄養士業務　86　④ 医療費の動向　87
⑤ 医療費は誰が負担しているか　88

2) 生活習慣病関連の医療費　89
① 医療費の出費の区分　89　② 生活習慣病に区分されるものはどれか　90

第Ⅱ編 卒業までに知っておきたいこと

第5章 生命の尊厳と生命倫理観　95

1 生命の倫理　香川靖雄　95

1) 生命倫理，綱領，生命観　95
   ① 生命倫理　95　② 生命倫理の綱領　97　③ 生命観　98

2) 個体の死の概念・定義および生物学的な個体の死　101
   ① 個体は有機的統一体　101　② 脳死における個体死の判定　102

3) 医療科学技術の進歩に伴う生命倫理の変遷　102
   ① 問題提起：延命医療の苦しみ　102　② 安楽死と尊厳死の可能な諸国　103
   ③ 日本における末期患者と栄養補給の中止　104
   ④ 安楽死事件の違法性阻却6要件　104　⑤ 解決策：緩和医療，尊厳死法制化　105

2 職業倫理　106

1) 管理栄養士としての基本的な責務　中村丁次　106
   ① 栄養と食の倫理　106　②「倫理」とは　107
   ③ 栄養業務の変化と管理栄養士の職業倫理　107
   ④ 管理栄養士に求められる職業倫理の原則　109

2) インフォームド・コンセントを含めた対象者に対する責務　111
   ① 人格の尊重に基づいた対応と信頼関係の醸成　111
   ② 科学的根拠に基づいた支援・指導　112

3) チーム医療・ケアに携わる関連専門職の一員としての責務
   〜糖尿病チームで管理栄養士が果たす役割とは　石田 均　113
   ① 食事療法の意義　113　② チーム医療・ケアの必要性とその実際　114
   ③ 今後に残された課題　117

4) 社会的責務　柳 元和　118
   ① 社会に対する情報の発信　118
   ② 社会貢献活動や公衆衛生活動への積極的な対応　121

3 研究倫理　柳　元和　122

1) 現場における管理栄養士の日常業務　122
2) 介入について　122
3) 管理栄養士による現場研究の目的　123
4) 現場研究の手法　124
5)「人を対象とする医学系研究に関する倫理指針」について　124
6) 現場研究上，注意すべき諸点　125
7) 現場研究の今後の展開　126

参考文献　127
索引　129

第 I 編
専門科目を学ぶ前に

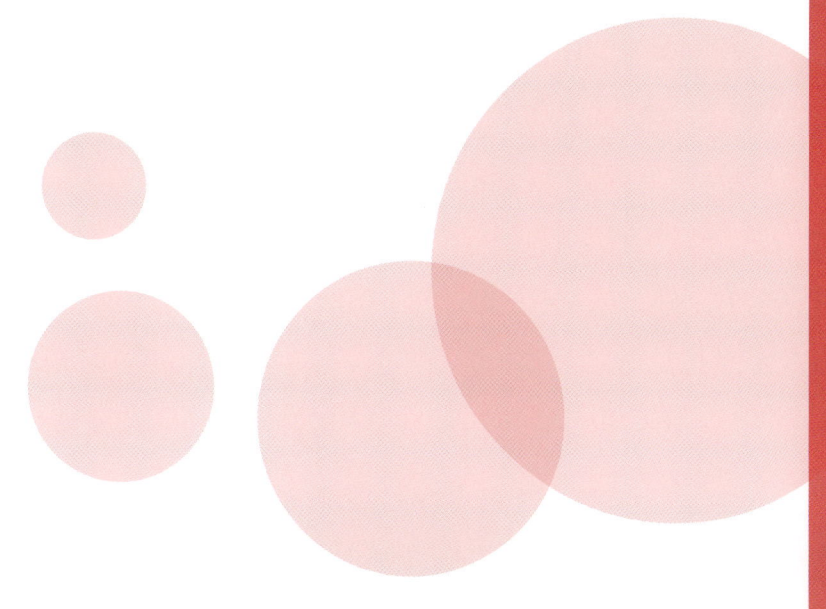

第1章 栄養専門職としての管理栄養士のすがた

学習到達ポイント

1. 日常の生活や文化のなかで，食べ物への関心を深める．
2. 自分と身近な人たちの食生活を振り返り，よりよい食生活を実践することへの関心を深める．
3. 栄養士法に規定された管理栄養士の役割について概説できる．
4. 管理栄養士の業務に関わる法令（保健，医療，福祉・介護，教育）をあげ，それぞれについて概説できる．
5. 健康の維持・増進，病気の予防・治療における管理栄養士の役割を，医療，福祉，行政，学校，企業などの分野別に概説できる．
6. 社会が要請する管理栄養士の役割を理解する．

1 食べ物・食生活・健康を考える

1）生活のなかの食を考える

① 食物連鎖

　自然界の動植物は，食物連鎖上では，①葉や果実，木の実などの緑色植物が生産者，②植物を食物とするウサギや昆虫などの植（草）食動物が第一次消費者，③動物を食物とするヘビやカエル，ワシなどの肉食動物が第二次消費者または第三次消費者，と分類されています．ヒトはすべての捕食者となる高次消費者です．この枠組みのなかでは，すべての動物は緑色植物が光合成によって作り出す有機物を直接または間接的に利用しています（図1-1）．

　植物と動物の両方を食物とすることを雑食性と呼び，典型的な雑食性の動物はヒトです．ヒト以外の雑食性動物は，家畜動物など人間に飼育されているものに多く，野生動物が植食動物と肉食動物に分類されることと対照的です．人間は自らの生命を，自然の生命あるものを食することによって維持しているのです．

② 人間の生活活動と食物

　ヒトは非常に多様な雑食性で，ヒトほど多種多様な動植物を食べている動物はいないといわれています．初期の人類は狩猟・採集・漁労の3種類の生活活動を行っていました．その後，おそらく1万年ほど前に人類は農耕と家畜飼育という生活活動を発明し，

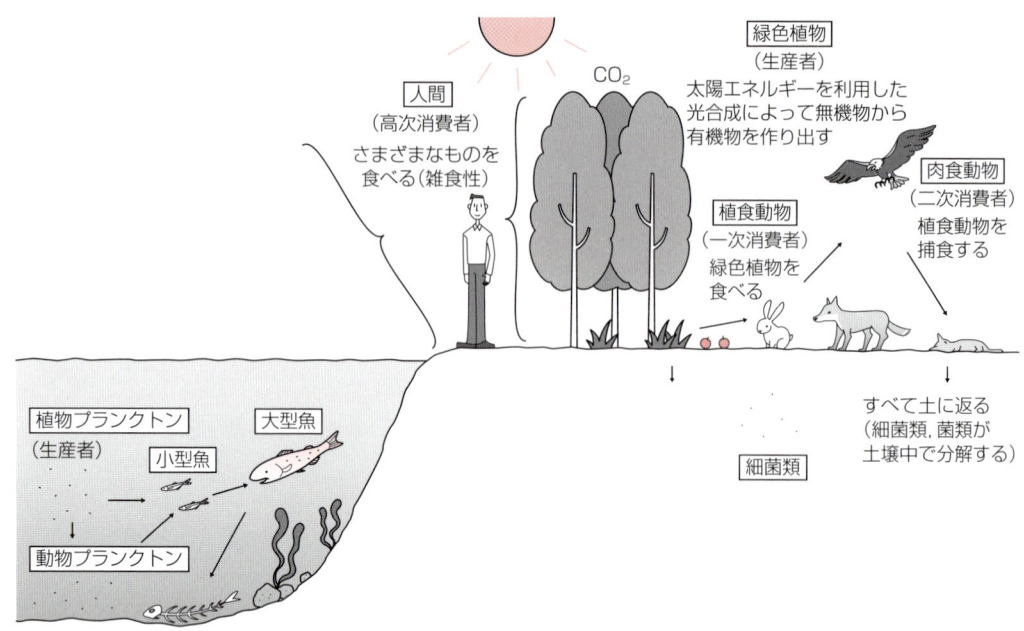

図1-1 食物連鎖と生態系

　氷河期時代が終息したころには，定住して食料を生産するようになったと考えられています．したがって，人類の食物獲得活動すなわち生活活動は，基本的には狩猟・採集・漁労・農耕・家畜飼育に分類されます．

　それぞれの生活活動をさらに詳しく見ると，狩猟とは主として大型の哺乳類，鳥類，爬虫類を捕獲することで，ほとんど例外なく男性によって行われていました．漁労は淡水および海水に生息する魚類を捕獲することです．狩猟と比較すると女性が行うこともありましたが，一般的には男性の仕事と考えられています．狩猟と漁労は対象物が広域移動し，静止していることが少ないので，高度な道具や技術を必要としました．

　一方，採集の対象には卵，昆虫，はちみつなどの動物性食物も含みますが，主として野生植物の果実や根などを対象としており，対象物が動かないことが多いので特別な道具や技術を必要とすることは少なかったと考えられます．農耕労働には男性と女性がともに関わりますが，農耕の作業段階によって労働の主役は男性であったり，女性であったりします．このように食物獲得手段は，人間集団の人口，社会機構，利用できる技術，文化など人間の生活に大きな影響を及ぼしてきました．

③ あなたの生活と食

　食べ物は生命維持に必須のものですが，その位置づけは個人の立場によって異なります．たとえば，自給自足とは無縁の多くの人々にとっては，食べ物は商品という性格をもっており，「食」は生産・消費という経済活動に組み込まれてしまっていて，日ごろは生命の基本という意識をもつことが少ないかもしれません．しかし，栄養専門職として管理栄養士をめざすあなたは，日常的に食べ物に広い関心をもつ必要があります．現

在のあなたの食は，さまざまな要因の影響を受けて営まれています．それらの要因を具体的にあげて，あなたの食を振り返ってみましょう．

大別すると，要因には環境要因と個体要因があります．

a) **環境要因**

食に関する環境要因として，以下のものをあげることができます．
- 居住地域の特性（自然・社会・文化などの環境面，食料品店・飲食店・自動販売機設置などの食物づくりや食物提供面，情報の提供面など）
- 家庭の特性（家業または職業，家族構成，調理担当者，食の外部化など）
- 職場や通学する学校の特性（立地環境，従業員数・学生数，売店，社員食堂・学生食堂など）

b) **個体要因（あなた自身について）**

健康状態　生活習慣　身体活動度　食嗜好　食知識　食技術　食行動　経済状態など

2) よりよい食生活を考える

わが国では1950年代半ばからの急速な経済発展に伴って生活水準が向上し，特に近年では食の外部化（調理や食事を家庭外で行うこと）のような食の多様化が進んでいます．それとともに，社会経済情勢が大きく変化して，日々多忙な生活を送るなかで食の大切さに対する意識が希薄になり，健全な食生活が失われつつあることが懸念されています．たとえば，脂質の過剰摂取や野菜の摂取不足，朝食の欠食に代表されるような栄養の偏りや食習慣の乱れが成人にも子どもにも見受けられるようになりました．これらに起因して，肥満や糖尿病，高血圧といった生活習慣病の増加，やせすぎなどの問題も指摘されるようになってきました．国民が生涯にわたって健康で豊かな人間性を育むためには，食に関する知識と食を選択する力を習得し，健全な食生活を実践することができる人間を育てなければなりません．そのため，2005年7月に「食育基本法」が施行され，食育は国民運動として推進されるようになりました．食育を推進するための目標の一つとして，健全な食生活を実践するために「食生活指針」や「食事バランスガイド」の活用促進が取り上げられています．

よりよい食生活にするためには，現在の食生活を点検し，問題点があればそれを明らかにし，その問題点を解決するための対策を立て，対策を実施して食生活の問題点を修正する必要があります．

① 食生活指針の活用

わが国では，2000年に当時の厚生省，文部省，農林水産省が合同で10項目の「食生活指針」を策定しました（表1-1左端「分野」に表示）．10項目めに「自分の食生活を見直してみましょう」という食生活を自己診断するための項目が設けられています．この食生活指針の特徴の一つは，QOL（quality of life；生活の質）*を高めるためには食生活がもっとも大きな役割を果たすことを強調していることです．適切な食事をとることによって，健康増進，栄養素の欠乏や過剰摂取による健康障害の予防，生活習慣病の一次予防の推進を目的としています．

表 1-1 食生活の自己点検

日ごろの食事を思い出して，項目ごとに「はい」あるいは「いいえ」に○印をつけてみましょう．

分　野	点検項目	回答 はい	回答 いいえ
① 食事を楽しみましょう	・30分以上かけて，食事を味わっていますか		
	・健康的な食生活を心がけていますか		
	・家族や友人と，食事を楽しんでいますか		
	・食事づくりに参加していますか		
② 1日の食事のリズムから，健やかな生活リズムを	・朝食を毎日とっていますか		
	・夜食や間食のとりすぎに注意していますか		
	・飲酒は適量を心がけていますか		
③ 主食，主菜，副菜を基本に，食事のバランスを	・多様な食品を組み合わせて食べていますか		
	・調理方法が偏らないようにしていますか		
	・加工食品・調理食品を利用する時は，手づくりと上手に組み合わせていますか		
	・外食の時は，栄養バランスを考えて選んでいますか		
④ ごはんなどの穀類をしっかりと	・穀類を毎食とっていますか		
	・米などの穀類を中心とした，栄養バランスのよい食事を心がけていますか		
⑤ 野菜・果物，牛乳・乳製品，豆類，魚なども組み合わせて	・野菜をたっぷり（350 g/日以上）とっていますか		
	・果物を毎日とっていますか		
	・カルシウムを多く含む食品を知っていますか		
⑥ 食塩や脂肪は控えめに	・塩辛い食品は控えめにしていますか		
	・脂肪のとりすぎに気をつけていますか		
	・脂肪は，動物・植物・魚由来からバランスよくとっていますか		
	・食品や外食を選ぶ際，栄養成分表示を参考にしていますか		
⑦ 適正体重を知り，日々の活動に見合った食事量を	・体重チェックをしていますか		
	・普段から意識して身体を動かしていますか		
	・無理なダイエットをしていませんか		
	・しっかり噛んで，ゆっくり食べていますか		
⑧ 食文化や地域の産物を活かし，ときには新しい料理も	・地域の産物や旬の素材，行事食を取り入れていますか		
	・食文化を大切にしようと思いますか		
	・食材に関する知識や料理技術を身につけていますか		
	・新しい料理に挑戦していますか		
⑨ 調理や保存を上手にしてむだや廃棄を少なく	・買いすぎ，作りすぎに注意していますか		
	・賞味期限や消費期限を考えて食材を利用していますか		
	・定期的に冷蔵庫などの食材を点検し，献立を工夫していますか		
⑩ 自分の食生活を見直してみましょう	・健康目標はありますか		
	・食生活を点検する習慣をもっていますか		
	・食生活を考えたり，話し合ったりする家族や仲間がいますか		

1つでも多く「はい」が増えるように，心がけましょう．

（田中平三，坂本元子，編：食生活指針．p106-7，第一出版，2002より一部改変）

食生活指針を活用して，自分自身や家族などの身近な人々の食生活を見直すためのチェックリストを表 1-1 に示しました．このリストを利用してあなたの食生活上の問題点を簡単に把握することができます．チェックしてみてください．

② 食事バランスガイドの活用

食生活指針に基づく評価は簡単で利用しやすいという利点があります．しかし，量的な把握ができないため，食知識の獲得には効果的であっても，具体的な行動変容に結びつけることは困難でしょう．そのため，「何を」「どれだけ」食べればよいかという食事の基本を身につけるツールとして，2005 年に「食事バランスガイド」が策定されました．スーパーマーケットやコンビニエンスストアの弁当に表示されていることもあるので，目にしたことがあるでしょう．

食事の主たる構成を主食，副菜，主菜，牛乳・乳製品，果物に分類し，「何を」食べるかという指標を料理・食品で示しています．「どれだけ」食べるかについては，料理を数える単位として「1つ（SV）」を用いて1回あたりの標準的な量を大まかに示しています．

性・年齢・身体活動レベルに応じて，6 歳以上に対応できるようなチャートを用いて，自分に合った1日の目安を選ぶことができるようになっています．食事バランスガイドを活用して，自分自身や家族などの身近な人々の食生活を見直してみましょう．詳細は，厚生労働省または農林水産省の「『食事バランスガイド』について」を参照してください（http://www.mhlw.go.jp/bunya/kenkou/eiyou-syokuji.html または http://www.maff.go.jp/j/balance_guide/）（2016 年 1 月）．

用 語 解 説

● QOL（quality of life）

QOL は日本語で「人生の質」「生活の質」「生命の質」「生活の満足度」などと訳されていますが，「生活の質」と訳されることが多いです．

現在の日本では，高齢者の増加が着実に進行しており，ライフスタイルの多様化，国際化の進行に伴って健康観も多様化しています．医療の評価を治癒率や生存率のように量的指標で判定するのではなく，患者自身の主観的評価を重視する，すなわち質的指標で判定するものへと変化してきました．このような状況下で，「生活の質」とは「日常生活や社会生活のあり方を自らの意思で決定し，生活の目標や生活様式を選択できることであり，本人が身体的，精神的，社会的，文化的に満足できる豊かな生活」といえます．

3）食生活と健康

20 世紀まで，人類の健康阻害要因の中心はペスト，痘そう，コレラ，赤痢などの急性感染症でした．19 世紀の後半に，やっとそれらの原因となる病原体（菌）が発見されるようになりました．わが国では 1897（明治 30）年に伝染病予防法が制定され，患者の隔離や消毒という感染症の拡大防止対策が取られるようになりました．

一方，感染症が蔓延している時代にも，病原体が原因ではなく，栄養素の欠乏が引き

起こす重い病気が人々を悩ませていました．当時は，それらの病気が特定の栄養素の欠乏で引き起こされることは明らかにされていませんでしたが，ビタミンC不足による壊血病，ビタミンB_1不足による脚気，ナイアシン不足によるペラグラ，ビタミンA不足による夜盲症，ビタミンD不足によるくる病などをあげることができます．

なかでも脚気は，白米を食べるようになったアジア諸国で18世紀以降大きな問題となっていました．わが国では，江戸時代から精白米を食べていた江戸の武士がかかり，「江戸患い」とも呼ばれていました．明治時代になってからは，富国強兵策のもと軍部（海軍と陸軍）で多数の脚気患者が発生して深刻な問題になりました．当時の海軍軍医であった高木兼寛（1849～1920）は，白米を麦飯に替えることによって脚気の発生数を激減させました．

1945（昭和20）年，日本は第二次世界大戦で敗戦し，国土は焦土と化し大変な食料不足となりました．海外から食料援助を受ける目的で，どの程度食料が不足しているかを明らかにするため，連合国軍最高司令官総司令部（GHQ）の指令によって栄養調査が実施されました．その後，調査方法にさまざまな変更がありましたが，毎年国民健康・

表1-2 日本における1945年以降の社会経済状態と食生活・健康

第二次世界大戦後の区分		食生活	健康問題と対策
期間（西暦）	社会経済状態		
約5年間 （1945～1950年）	困窮時代	・食料不足，栄養不足 ・米穀配給統制法公布 ・学校給食の開始 ・ララ（LARA）物資の導入	死因順位の1位：結核
約10年間 （1951～1960年）	復興時代	・基本的には充足 ・キッチンカーによる栄養指導の開始（くじら肉の調理方法，スキムミルクの普及）	死因順位の1位：脳血管疾患 ・国民健康保険法公布，国民皆保険制度となる
約10年間 （1961～1970年）	高度経済成長時代	・食事内容の急激な近代化 ・保健所事業として，保健栄養学級の開催（食生活改善推進員となる制度のさきがけ）	死因順位の1位：脳血管疾患 ・国立がんセンター発足
約15年間 （1971～1986年）	低成長時代	・食事内容の急激な変化に対する問い直し ・コンビニエンスストア普及	死因順位の1位： 1971～1980年 脳血管疾患 1981年～現在 悪性新生物 ・世界一の長寿国となる ・第一次国民健康づくり対策
約5年間 （1987～1991年）	バブル経済時代	・食の外部化の進行 ・外食料理栄養成分表示ガイドライン報告書提出	・アクティブ80ヘルスプラン（第二次国民健康づくり対策）
約20年間 （1992年～現在）	停滞時代	・腸管出血性大腸菌O157による集団食中毒多発 ・食生活指針（2000年版） ・国内で初めて牛海綿状脳症（BSE）感染牛確認 ・食育基本法施行 ・食事バランスガイド発表	・健康日本21（第三次国民健康づくり対策） 2008年部位別悪性新生物死亡順位： 男性では1位は気管・気管支および肺，2位は胃 女性では1位は大腸，2位は気管・気管支および肺

栄養調査が継続されています．**表1-2**を参考にして，日本の戦後65年間における社会経済状態の動向と食生活および健康問題の推移を理解し，わが国の現在の食生活と健康について考えてみましょう．

2 法令に定められた管理栄養士の役割と業務

1）法律と政令，省令など

　私たちの栄養・食生活の営みについて，身体的な健康という点からは，栄養状態を適正に保つために必要な栄養素等を摂取することが求められています．その一方で，食生活は社会的・文化的な営みでもあり，人々の生活の質（QOL）との関わりも深く，さまざまな要因も考慮して総合的に考える必要があります．このようなことを踏まえた公衆栄養活動は，他の保健活動と同様にさまざまな事業が法律や通達などを根拠にして実施されています．

　では，「法律」「政令」「省令」などの違いはどこにあるのでしょうか．「法律」は，憲法に特別の定めのある場合を除いては衆参議院で可決したものです．「政令」は閣議によって可決され，「省令」は所管省庁により決まります．このように，定めた主体によって区別されているのです．これらを合わせて「法令」といいます．

　また，法を補充する規定で行政機関や一般国民に周知する「告示」や，行政機関が法令の解釈について下級機関に通知・指示する「通達（通知）」などがあります．

　法律に関しては，一定の行為を命令・禁止すること，違反したときの強制的な制裁などをイメージしますが，ここでは，栄養士・管理栄養士として倫理（どのような行為が正しいのか）のもとに，社会における責務と任務を示すものです．

2）栄養士法

　日本の「栄養学の父」と呼ばれる佐伯　矩（さいき　ただす）（1886～1959）が米国で学んだ栄養学を通じて，1925（大正14）年に栄養の指導を業とする専門技術者の養成がなされました（p47参照）．国民の低栄養が問題となっていた時代ですので，その目的はわが国の栄養改善の必要性を説き，食生活を改善し，栄養問題の解消を図ることにありました．

　その後，栄養士の身分と業務を定めた「栄養士規則」（昭和20年厚生省令第14号）が定められ，日本国憲法施行の後，栄養士の定義に関する事項や免許に関する事項などを含む「栄養士法」が1947年に制定されました．2002年から管理栄養士の業務を以下のように定めたほか，管理栄養士国家試験，管理栄養士養成施設の指定について規定しています．

管理栄養士とは

　管理栄養士は，厚生労働大臣の免許を受けて，栄養の指導ならびに栄養改善上必要な指導などを行うことを業とする者をいいます．現在においては，診療報酬や介護報酬に

かかる必要な栄養の指導や特定健診・特定保健指導にかかる健康の保持増進のための栄養の指導があります．

また，病院や福祉施設，事業所など多様な人が利用する給食施設で，利用者の状況に応じて栄養の配慮，給食の管理をすることや，栄養状態の改善を目的とした指導を行うこと（同じく「特定多数人に対して継続的に食事を供給する施設における利用者の身体の状況，栄養状態，利用の状況等に応じた特別の配慮を必要とする給食管理及びこれらの施設に対する栄養改善上必要な指導」）なども含まれています．

また栄養士は，上記以外の栄養の指導に従事することを業とする者をいいます．

3）健康増進法

健康づくり対策の経緯

東京オリンピック（1964年）を契機に国民の健康・体力への関心が高まり，同年に「国民の健康・体力増強対策について」の閣議決定がなされ，本格的な健康増進対策が行われるようになりました．1970年には初めて，保健所で栄養・運動・休養の三位一体となったヘルスケアプログラムに基づく健康教育活動が行われました．また同年度より，健康増進の具体的指導のため保健所で「保健栄養学級」が開催され，栄養のほか健康管理，運動，休養の正しいあり方について総合的保健指導を開始しました．

このころのわが国では，高齢化の進行と，運動不足や栄養の偏りによる生活習慣病が増加してくるという疾病構造の変化が起こりました．そこで疾病予防の重要性が増してきたことにより，健康づくり対策の充実が図られてきました．

a）第1次国民健康づくり対策（1978年〜）

基本的な考え方は「生涯を通じる健康づくりの推進」として，成人病（生活習慣病）予防のための一次予防の推進を図ることを目的に，健康づくりの三要素（栄養・運動・休養）による健康増進事業を推進しました．

乳幼児から老人に至るまでの健康診査・保健指導体制を確立するとともに，健康増進センター・市町村保健センターなどの整備や保健婦（当時の呼称．現在は保健師）・栄養士らのマンパワー確保など，健康増進事業の基盤を整備しました．栄養改善対策の組織的な取り組みでは，市町村健康づくり推進協議会の設置，方策としては栄養所要量の策定や加工食品の栄養成分表示といった健康づくりの啓発・普及も行いました．

「健康づくりのための食生活指針」（1985年）を策定するなど栄養に重点を置き，保健所（管理栄養士などが実施）では，栄養教室修了者からなる「食生活改善推進員」による栄養改善活動を，婦人の健康づくり推進事業（国庫補助）の一つである地区組織活動の育成を行うことになりました．

b）第2次国民健康づくり対策（アクティブ80ヘルスプラン）（1988年〜）

「生涯を通じる健康づくりの推進」「健康づくりの基盤整備」「健康づくりの啓発普及」の3点を柱とする「国民健康づくり対策」を定め，これまでの施策を拡充しました．

これらに加え，運動習慣の普及に重点を置き，栄養・運動・休養のすべての面で均衡の取れた健康的な生活習慣の確立をめざした「アクティブ80ヘルスプラン」を推進しました．80歳になっても身の回りのことが一人でき，社会参加も生き生きとできる

ように，との意味合いがあります．

具体的には，健康づくり関連施策を円滑に推進するための技術的中核的施設として「健康科学センター」を整備したほか，健康運動指導士らのマンパワーを確保し，健康増進認定制度，たばこ行動計画，外食栄養成分表示の普及などを進めました．

c）第3次国民健康づくり対策「健康日本21」（2000年〜）

第1次，第2次国民健康づくり対策では，前述のように施設整備・人材確保など事業量においての一定の成果を収めたものの，施策の評価が困難であるなどの課題を残してきました．そこで，以上の経緯や新たに蓄積された知見を踏まえ，2000年に「21世紀における国民健康づくり運動（健康日本21）」を策定し，健康づくりの効果的な推進を図ることとしました．

「健康日本21」の目的は，病気や障害による社会的な負担を減らし，国民の健康寿命（介護などを必要とせず，自立して生活できる期間）を延長して，活力ある持続可能な社会を築くことにあります．一方，個人においては，早世と障害を予防し，QOLを高めることによって，実り豊かで満足できる人生をめざします．

特徴としては，健康を増進し病気にかかることを予防する「一次予防」を重点とし，個人の健康づくりを支援する社会環境の整備，9つの対象分野（栄養・食生活，身体活動・運動，休養・心の健康づくり，たばこ，アルコール，歯の健康，糖尿病，循環器病，がん）別に改善目標を設定し，評価をします．また，国全体だけでなく，それぞれ地方の実情に合った地方計画の策定と評価も行います．健康日本21の運動期間は「医療費適正化計画」などの関連する他の計画との整合性を図るため，2010年度から最終評価が行われました．最終評価結果において，指標については「目標に達した」「目標には達していないが改善傾向にある」が全体の約6割で一定の改善が見られました．また，同評価で問題提起された課題などを踏まえ，2013年度以降の健康日本21（第二次）の基本的な方向性が示されました〔健康日本21（第二次），2012年7月〕．

d）第4次国民健康づくり対策「健康日本21」（第二次）（2013年〜）

近年の社会経済変化とともに，急速な少子高齢化が進むなかで，10年後の人口動態を見据え，子どもから高齢者まですべての国民がともに支え合いながら希望や生きがいをもち，ライフステージ（乳幼児期，青壮年期，高齢期等の人の生涯における各段階）に応じて活力ある社会を実現し，その結果，社会保障制度が持続可能なものとなるよう，2013年度から2022年度まで「二十一世紀における第二次国民健康づくり運動〔健康日本21（第二次）〕」として健康の増進を総合的に推進するものです．

前回同様に改善目標を設定し評価するもので，「健康寿命の延伸と健康格差の縮小」「生活習慣病の発症予防と重症化予防の徹底〔NCD（非感染性疾患）の予防〕」「社会生活を営むために必要な機能の維持および向上」「健康を支え，守るための社会環境の整備」「栄養・食生活，身体活動・運動，休養，飲酒，喫煙，歯・口腔の健康に関する生活習慣の改善および社会環境の改善」の基本的な方向を示し，各目標の設定をしています（表1-3）．

e）健康増進法の成立

高齢化の進行や疾病構造の変化のなかで健康づくりを通じた疾病予防の重要性が増してきたことに伴い，健康づくり対策の充実が「健康日本21」に記したように図られま

表1-3 健康日本21（第二次）の基本的方向および目標

基本的な方向	目　標		
①健康寿命の延伸と健康格差の縮小	全体目標	①健康寿命の延伸 ②健康格差の縮小	
②生活習慣病の発症予防と重症化予防の徹底	NCDの予防	がん	①75歳未満のがんの年齢調整死亡率の減少 ②がん検診の受診率の向上
		循環器疾患	①脳血管疾患・虚血性心疾患の年齢調整死亡率の減少 ②高血圧の改善（収縮期血圧の平均値の低下） ③脂質異常症の減少 ④メタボリックシンドロームの該当者及び予備群の減少 ⑤特定健康診査・特定保健指導の実施率の向上
		糖尿病	①合併症（糖尿病腎症による年間新規透析導入患者数）の減少 ②治療継続者の割合の増加 ③血糖コントロール指標におけるコントロール不良者の割合の減少（HbA1cがJDS値8.0%（NGSP値8.4%）以上の者の割合の減少） ④糖尿病有病者の増加の抑制
		慢性閉塞性肺疾患（COPD）	①COPDの認知度の向上
③社会生活を営むために必要な機能の維持及び向上	社会生活に必要な機能の維持・向上	こころの健康	①自殺者の減少 ②気分障害・不安障害に相当する心理的苦痛を感じている者の割合の減少 ③メンタルヘルスに関する措置を受けられる職場の割合の増加 ④小児人口10万人当たりの小児科医・児童精神科医師の割合の増加
		次世代の健康	①健康な生活習慣（栄養・食生活，運動）を有する子どもの割合の増加 ②適正体重の子どもの増加
		高齢者の健康	①介護保険サービス利用者の増加の抑制 ②認知機能低下ハイリスク高齢者の把握率の向上 ③ロコモティブシンドローム（運動器症候群）を認知している国民の割合の増加 ④低栄養傾向（BMI 20以下）の高齢者の割合の増加の抑制 ⑤足腰に痛みのある高齢者の割合の減少 ⑥高齢者の社会参加の促進（就業又は何らかの地域活動をしている高齢者の割合の増加）
④健康を支え，守るための社会環境の整備	地域の絆による社会づくり		①地域のつながりの強化 ②健康づくりを目的とした活動に主体的に関わっている国民の割合の増加 ③健康づくりに関する活動に取り組み，自発的に情報発信を行う企業登録数の増加 ④健康づくりに関して身近で気軽に専門的な支援・相談が受けられる民間団体の活動拠点数の増加 ⑤健康格差対策に取り組む自治体数の増加
⑤生活習慣及び社会環境の改善		栄養・食生活	①適正体重を維持している者の増加（肥満，やせの減少） ②適切な量と質の食事をとる者の増加（主食・主菜・副菜を組み合わせた食事の増加，食塩摂取量の減少，野菜・果物摂取量の増加） ③共食の増加（食事を1人で食べる子どもの割合の減少） ④食品中の食塩や脂肪の低減に取り組む食品企業及び飲食店の登録数の増加 ⑤利用者に応じた食事の計画，調理及び栄養の評価，改善を実施している特定給食施設の割合の増加
		身体活動・運動	①日常生活における歩数の増加 ②運動習慣者の割合の増加 ③住民が運動しやすいまちづくり・環境整備に取り組む自治体数の増加
		休養	①睡眠による休養を十分とれていない者の割合の減少 ②週労働時間60時間以上の雇用者の割合の減少
		飲酒	①生活習慣病のリスクを高める量を飲酒している者（1日当たりの純アルコール摂取量が男性40g以上，女性20g以上の者）の割合の減少 ②未成年者の飲酒をなくす ③妊娠中の飲酒をなくす
		喫煙	①成人の喫煙率の減少 ②未成年者の喫煙をなくす ③妊娠中の喫煙をなくす ④受動喫煙（家庭・職場・飲食店・行政機関・医療機関）の機会を有する者の割合の減少
		歯・口腔の健康	①口腔機能の維持・向上 ②歯の喪失防止 ③歯周病を有する者の割合の減少 ④乳幼児・学齢期のう蝕のない者の増加 ⑤過去1年間に歯科検診を受診した者の増加

した．これらの健康づくり対策を踏まえ，政府・与党において 2001 年に策定された「医療制度改革大綱」のなかで，「健康寿命の延伸，生活の質の向上を実現するための健康づくりや疾病予防を積極的に推進するため，早急に法的基盤を含め環境整備を進める」との指摘がなされて，健康日本 21 を中核とする国民健康づくり・疾病予防をさらに積極的に推進する法的整備を進め，「栄養改善法（昭和 27 年法律第 248 号）」「健康増進法」を「医療制度改革」の一環として制定されました．

f）健康増進法の概要（表 1-4）

健康の増進のための施策については，個人の自発的な意志が関わる生活習慣の改善を直接の目的とすることから，強制的・権力的な手段ではなく，国民に対する情報サービスの提供が主な手段となるという特色があります．このため，国・地方公共団体はもとより，国民，事業者，保険者，学校，医療機関，マスメディアなどに広く周知し，健康の増進のための施策を国民運動として推進していく必要があります．

表 1-4 健康増進法の概要

第 1 章　総則
(1) 目的
　国民の健康の増進の総合的な推進に関し基本的な事項を定めるとともに，国民の健康の増進を図るための措置を講じ，国民保健の向上を図ること．
(2) 責務
　国民，国および地方公共団体，健康増進事業実施者（保険者，事業者，市町村，学校など）は，健康の増進に努めること．
(3) 国，地方公共団体，健康増進事業実施者，医療機関その他の関係者は連携し協力すること
第 2 章　基本方針等（「健康日本 21」の法制化）
(1) 基本方針
　国民の健康の増進の総合的な推進を図るための基本方針を厚生労働大臣が策定すること．
　① 国民の健康の増進の推進に関する基本的な方向
　② 国民の健康の増進の目標に関する事項
　③ 都道府県健康増進計画および市町村健康増進計画の策定に関する基本的事項
　④ 国民健康・栄養調査その他の調査・研究に関する基本的事項
　⑤ 健康増進事業実施者間の連携および協力に関する基本的事項
　⑥ 食生活，運動，休養，喫煙，飲酒，歯の健康保持その他の生活習慣に関する正しい知識の普及に関する事項
　⑦ その他国民の健康の増進の推進に関する重要事項
(2) 都道府県健康増進計画および市町村健康増進計画の策定
(3) 健康診査の実施などに関する指針の策定
第 3 章　国民健康・栄養調査等
(1) 国民健康・栄養調査の実施
(2) 生活習慣病の発生状況の把握
　国および地方公共団体は，生活習慣とがん，循環器病その他の生活習慣病との相関関係を明らかにするため，生活習慣病の発生状況の把握に努める．
(3) 食事摂取基準
第 4 章　保健指導等
　市町村　栄養改善その他の生活習慣の改善に関する事項についての相談・保健指導
　都道府県等　特に専門的な知識・技術を必要とする栄養指導などの保健指導
第 5 章　特定給食施設等
(1) 特定給食施設における栄養管理
(2) 受動喫煙の防止
　学校，官公庁施設など多数の者が利用する施設を管理する者は，受動喫煙を防止するために必要な措置を講ずるよう努める．
第 6 章　特別用途表示等
　特別用途表示の許可，誇大表示の禁止

このようなことから，管理栄養士は，条文の第3〜6章に示されているとおり，国民の健康状態を把握するとともに，個々人が主体的に適切な食生活を送れるよう指導し，持続性を損なわないように情報提供や食環境を整備することで，第2章の「基本方針」に則った健康増進の推進を行います．

4）その他の法令（保健，医療，福祉・介護，教育分野）

　栄養士法第1条の定義にある業務（p9「管理栄養士とは」参照）を遂行する主な関連法令には，以下のものもあります．それぞれの法令の主な目的などを紹介します．なお，法令の全文は，総務省の運営するイーガブの法令検索（http://law.e-gov.go.jp）などで見ることができます．

① 地域保健法

　地域住民の健康の保持と増進を目的として，国と地方公共団体（保健所，市町村保健センター）が実施する事業（母子保健法などの業務）について，高度化する保健・衛生・生活環境などに関する需要に的確に対応することができるように，地域の特性および社会福祉などの関連事業との有機的な連携に配慮しつつ，総合的に推進されることとしています．

② 母子保健法

　母親と乳児・幼児に対して，健康の保持と増進を図るため，栄養の摂取に必要な援助，保健指導，健康診査，医療その他の措置を講じて国民保健の向上に寄与することを目的として，地域保健対策の推進をすることとしています．

③ 高齢者の医療の確保に関する法律

　国民の高齢期における適切な医療の確保を図るため，医療費の適正化を推進するための計画を作成し，保険者による健康診査などを実施することとしています．特定健康診査（糖尿病や高血圧など，生活習慣病に着目した健康診査），特定保健指導（特定健康診査により，生活習慣病を発症する危険性が高く，生活習慣の改善で予防効果が期待できるとされた人が対象．専門知識・技術をもつ管理栄養士などが生活習慣改善をめざして行う指導）を実施することとしています（特定健診・特定保健指導）．

④ 医療法

　医療に関する適切な選択を支援し，医療の安全を確保することが目的です．病院・診療所・助産所の開設と管理・整備，医療提供施設相互間の機能の分担，業務の連携を推進するために必要な事項を定めることなどによって，医療を受ける者の利益を保護しています．また，良質かつ適切な医療を効率的に提供する体制の確保を図り，国民の健康の保持に寄与することとしています．

　病院の法定人員の省令で，病床数100以上の病院は栄養士1人以上，特定機能病院は管理栄養士1人以上の配置を定めています．

⑤ 食品表示法

食品表示法は，食品衛生法，農林物資の規格化及び品質表示の適正化に関する法律（JAS法）および健康増進法の食品の表示に関する規定を統合したもので，食品の表示に関する包括的かつ一元的な制度です．同法第4条のもとに食品表示基準（内閣府令第10号）に特定保健用食品，機能性表示食品，栄養機能食品，栄養素等表示基準値ほかを規定しています．

⑥ 食育基本法

国民が生涯にわたって健全な心身を培い，豊かな人間性をはぐくむための食育の推進に関し，基本理念を定め，国，地方公共団体などの責務を明らかにするとしています．また，食育に関する施策の基本となる事項を定めることにより，「食育推進基本計画」により，「食を選択する力」を身につけるための目標を設定し，施策を総合的かつ計画的に推進することとしています．

⑦ 学校給食法

学校給食は，児童・生徒の心身の健全な発達に資するものであり，児童・生徒の食に関する正しい理解と適切な判断力を養ううえで重要な役割を果たすものです．そこで，学校給食と学校給食を活用した食に関する指導の実施に関し必要な事項を定め，学校における食育の推進を図ることを目的としています．また，学校給食を適切に実施するため，「学校給食実施基準」では児童・生徒に必要なエネルギーやたんぱく質などの栄養量，学校給食の内容などを定めています．学校給食の実施に必要な施設や調理の過程における衛生管理など，学校給食の適切な衛生管理を図るうえで必要なことが望ましい「衛生管理基準」も定めています．

⑧ 学校教育法

義務教育として行われる普通教育において，学校内外における社会的活動を促進し，自主，自律および協同の精神，規範意識，公正な判断力ならびに公共の精神に基づき主体的に社会の形成に参画し，その発展に寄与する態度を養うことなどを目的としています．栄養に関するものでは，児童・生徒の栄養の指導および管理をつかさどるものとして，栄養教諭の配置を定めています．

3 管理栄養士の使命と役割・関連職種との関わり

1) 管理栄養士の使命

管理栄養士の使命は，「日本栄養士会に所属し，すべての人びとの『自己実現をめざし，健やかによりよく生きる』とのニーズに応え，保健，医療，福祉および教育などの分野において，専門職として，この職業の尊厳と責任を自覚し，科学的根拠に裏づけられ，かつ高度な技術をもって行う『栄養の指導』を実践し，もって公衆衛生の向上に寄与す

ること」であると，公益社団法人日本栄養士会（p49用語解説参照）で定めています．

人は生きている限り，食べ続けます．そのため，管理栄養士業務の対象者は，すべての人々です．対象者がどのような健康状態であろうと，栄養改善を通して対象者の自己実現をめざし，人生をよりよくすることは，より積極的に生きたいという対象者の真のニーズを捉えて，それに応えていく管理栄養士の姿を明確にしています．

管理栄養士が活動している場は，①病院，診療所，老人保健施設などの医療施設，②児童，高齢者，障害児（者）の福祉施設，③学校，④保健所や市町村などの地域保健の場，⑤事業所などの産業保健の場，⑥管理栄養士・栄養士の教育養成施設や研究施設，⑦防衛施設や矯正施設，などほとんどすべての国民生活に深く関わっています．管理栄養士の指導は，専門職としての倫理のもとで，科学的かつ高度な技術を駆使した「栄養の指導」でなければならないとして，職業倫理に基づく最良の指導を提供することが求められています．管理栄養士は，常に自己の人間性を磨き，常に最新の情報を求め，真実を追求し続けなければなりません．管理栄養士という専門職であることを選択したからには，生涯これを怠ることは許されません．

管理栄養士と栄養士の専門職能集団である日本栄養士会は，所属する管理栄養士に卒後教育の機会を提供しています．日本栄養士会や日本栄養改善学会のような学協会に所属して生涯にわたって学習を積み重ね，それらに基づいた最良の指導を提供していくことが国家免許を有する者の責務であり，これらを通して国民の公衆衛生の向上に寄与することを使命としているのです．

2) 医療施設で働く管理栄養士の役割・関連職種との関わり

① 病院（医療施設）での役割

病院，診療所，老人保健施設などに勤務し，病気の治療，再発防止，合併症予防をめざし，患者の栄養や食事の管理，患者や在宅療養者への栄養食事指導を行っています．近年は生活習慣病（第4章参照）患者や要介護高齢者が増加しており，患者や高齢者の栄養や食事などの管理をよりよくすることの必要性が増大しています．管理栄養士は，医療分野でチームの一員として，医師やほかの医療スタッフとともに連携・協働して専門性を発揮しており，その成果が期待されています．

近年，質が高く，安全で安心できる医療を求める患者・家族の声が高まる一方，医療の高度化や複雑化に伴う業務の増大により，医療のあり方が根本的に問われています．現在の医療のあり方を大きく変えうる取り組みとして，チーム医療がさまざまな医療現場で定着しつつあります．多種多様な医療スタッフがそれぞれ高い専門性を有していることを前提とし，治療の目的と患者情報を各職種で共有し，業務を分担するとともに互いに連携・補完し合い，患者の状況に的確に対応した医療を提供するというものです．チーム医療の具体的な効果として，病気の早期発見，回復促進，重症化予防など医療の質・QOLの向上，医療の効率性の向上による医療従事者の負担の軽減，医療の標準化・組織化*を通じた医療安全の向上などが期待されています．

また，従来からの患者食のフードサービスマネジメント（給食管理）においても，病状に見合ったきめ細やかな対応が求められています．患者が入院した時から治療を経て

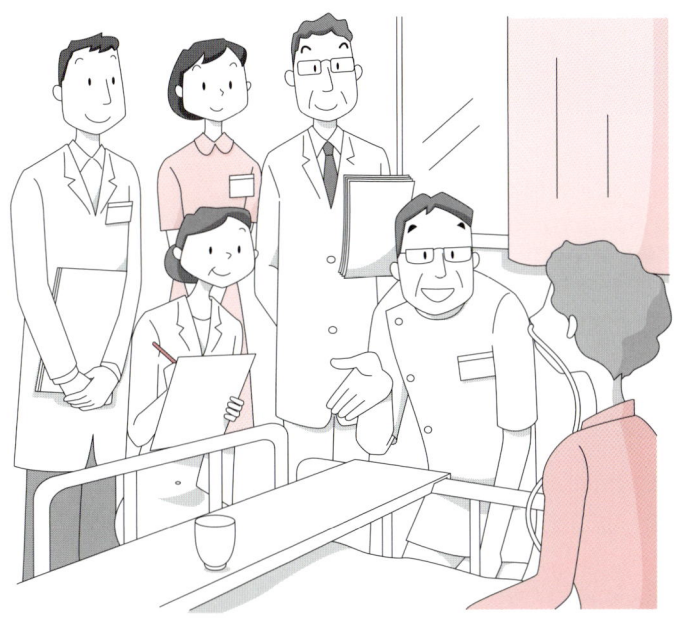

主治医や看護師・薬剤師らとともにベッドサイドへ行き，患者の栄養状態を観察して栄養管理計画に反映させます．

　退院して在宅療養に至るまで，管理栄養士には入院，外来，在宅患者の栄養管理，栄養食事指導，ときには治療食の調理・指導まで求められます．

　管理栄養士が，栄養評価，栄養診断，栄養介入，栄養モニタリング・評価による栄養管理プロセスを適切に進めることによって，個々の患者に合った栄養管理・食事管理が可能となるため，管理栄養士の配置が入院基本料の算定条件の一つとなり「栄養サポートチーム加算」が拡大されました．これらの診療報酬の詳細についてはこれから学びますが，いずれも管理栄養士が患者に対する栄養管理を適切に行うことが評価されるものです．

　さらに，栄養食事指導を行った事例や栄養介入した症例などの評価を行い，科学的根拠を蓄積するための調査・研究に取り組む姿勢も必要です．まさに，医療における栄養の専門職としての，高度な知識や技術が求められています．

② 医療現場における管理栄養士業務の具体例

　患者の栄養状態を改善・維持し，免疫力低下の防止や治療効果およびQOLの向上などを推進する観点から，傷病者に行う栄養管理・栄養食事指導の専門職として医療現場において果たせる役割は大きくなっています．管理栄養士の専門性をさらに活用するため，現行制度のもとにおいて，以下のことも実行しています．

①　一般治療食（常食）については，医師の包括的な指導に基づく食事内容や形態の決定や変更を行うこと
②　特別治療食*については，医師に対して食事内容や形態の提案（変更の提案を含む）を行うこと
③　患者に対する栄養指導についても，クリニカルパス*による明示など，医師の包

3　管理栄養士の使命と役割・関連職種との関わり

表1-5 医療施設における管理栄養士の関連職種例

資格名称	根拠法令	業務
医師	医師法	病気を診断し，治療方針を立て治療する
歯科医師	歯科医師法	歯科疾患の診断と治療
薬剤師	薬剤師法	調剤，医薬品の供給，そのほか薬事衛生をつかさどる
看護師	保健師助産師看護師法	療養上の世話と診療の補助
診療放射線技師	診療放射線技師法	X線を人体に照射する
臨床検査技師	臨床検査技師等に関する法律	細菌，血液，病理，寄生虫などに関する検査
理学療法士	理学療法士及び作業療法士法	起きる，座る，立つなどの基本動作や機能の回復を行う
作業療法士		心身に障害のある人に対して日常生活を送れるようにする

括的な指導*に基づき，適切な実施時期を判断しながら実施すること
④ 経腸栄養法*を行う際に，医師に対し，使用する経腸栄養剤の種類の選択や変更などを提案すること

③ 関連職種との関わり

管理栄養士が医療スタッフとしてチーム医療の一翼を担っていくためには，専門職として常に自らの専門性の向上に努める責務があります．チームの目的によってメンバーは異なりますが，医師，歯科医師，薬剤師，看護師，理学療法士，作業療法士，言語聴覚士，診療放射線技師，臨床検査技師，介護福祉士，医療ソーシャルワーカーなど関連する医療スタッフとの連携・補完により，医療に当たることが必要です（表1-5）．栄養部門では管理栄養士，栄養士，調理師，事務職などが食事提供に関わっています．

④ 栄養サポートチームの取り組み例

a）チームを結成（病棟配置）する目的

栄養サポートチームはNST（nutrition support team）とも呼ばれます．栄養障害の状態にある患者またはハイリスク患者すべてに対して，必要な時に必要な対応を専門職種が行うことができます．これにより，患者のQOLの向上，原疾患（栄養障害の原因となった病気）の治癒促進および感染症などの合併症を予防し，早期退院に結びつけることができます．

b）チームによって得られる効果

・肺炎などの合併症が減少し，在院日数が短縮するなど医療の質が向上します
・担当スタッフを増やしても，労働生産性の向上により相対的に人的コストが削減できます
・輸液，抗生剤などの使用量が減少し，物的コストが削減できます

c）関係する職種とチームにおける役割・仕事内容

以下に，栄養サポートチームにおける各職種の役割と仕事の内容の例を示します．それぞれの職種がどのような専門性を生かし，役割を果たしているかを考えてみましょう．

医師：担当医は1日30～40人の栄養管理計画を承認し，栄養サポートを実施．チームリーダーとして週5日，14回のカンファレンス（1回2時間）に参加します．

看護師：担当看護師が週1回，全入院患者の栄養スクリーニングを実施します．看護

師はそれらを取りまとめ，ハイリスク患者のリストアップを行います．医師に承認された栄養管理計画に基づいて，栄養サポートを行います．全カンファレンスに参加します．

管理栄養士：全病棟に配属され，直接患者から情報を得て，毎日30～40人の患者の栄養アセスメントを行って栄養管理計画を作成し，栄養サポートを実施します．全カンファレンスに参加します．

薬剤師：重症病棟を中心に病棟配属され，薬剤から見た栄養サポートを実施します．全カンファレンスに参加します．

リハビリテーションスタッフ：全病棟に配属され，リハビリテーションを行うことにより，筋力の低下などを予防し，骨・筋を作ることで栄養状態の改善を図ります．そのほか，摂食・嚥下障害などに対するサポートを行います．全カンファレンスに参加します．

臨床検査技師：検査データから見た病態の把握や助言，全病棟のアルブミンマップの作成などを通じて，栄養サポートを実施します．重症病棟のカンファレンスに週2回（1回2時間）参加します．

歯科医師：口腔機能に問題のある患者の口腔内の病気および口腔機能診断を実施します．

歯科衛生士：口腔内清掃状態をチェックします．義歯，噛み合わせの状態を評価し，口腔ケアチームへの橋渡しを行います．

用語解説

●医療の標準化・組織化
　科学的根拠に基づいて学会や専門職能団体が作成した治療のガイドラインなどを活用し，各医療スタッフも情報を共有し，それぞれの医療機関ごとに患者中心の安全で有効かつ効率的で公平な医療をチームで提供することです（具体例の一つとしてクリニカルパスがあげられます）．

●特別治療食（入院時食事療養費に係る留意事項）
　病気を治す際の直接手段として，医師の発行する食事箋に基づいて提供される食事．患者の年齢や病状などに対応した栄養量や内容を有する治療食，無菌食および特別な場合の検査食をいいます．治療食の種類には，腎臓食，肝臓食，糖尿食，胃潰瘍食，貧血食，膵臓食，脂質異常症食，痛風食，フェニルケトン尿症食，楓糖尿症食（メープルシロップ尿症食），ホモシスチン尿症食，ガラクトース血症食および治療乳があります．

●クリニカルパス（クリティカルパス）
　質の高い医療を行うため，特定の病気をもつ患者や担当の医療者に対して，入院から退院までの医療の内容（検査，手術，処置，投薬，注射，リハビリテーション，指導，看護ケア，栄養食事指導，安静度，退院指導など）を時間軸に沿って標準化し，計画表にまとめたものです．クリティカルパスとも呼ばれています．

●医師の包括的な指導（指示）
　管理栄養士が患者の状態に応じて柔軟に対応できるよう，患者の状態の変化を予測し，その範囲内で管理栄養士が実施すべき行為を一括して医師が指示することです．「医療行為及び医療関係職種に関する法医学的研究」の報告書では，包括的指示による医療行為として，栄養食事指導，経管栄養管理などを例示しています．

●経腸栄養法

　鼻腔から胃や十二指腸までチューブを通し，その管を使って栄養補給する方法．腹壁から胃へのルート（胃瘻）を設けることもあります．経口摂取はできないものの消化管の機能は保たれている患者に施行されます．腸を使用するため，腸の萎縮を防ぎ，感染防御機能を維持できる利点があります．

3）福祉施設で働く管理栄養士の役割・関連職種との関わり

① 福祉施設での役割

　乳幼児，高齢者，障害者を対象にした福祉施設で，栄養管理と給食管理を行っています．21世紀を境に，福祉制度は措置制度*から契約制度*になり，利用者が自由に選択できるシステムに大きく様変わりしました．

　従来，福祉施設の管理栄養士業務は，健康管理の一環としての食事提供が主であり，施設利用者が食事を楽しめるような行事食や選択メニュー，バイキングなどにウエイトが置かれ，献立・調理を主とした給食運営業務が中心となっていました．しかし，近年では栄養管理プロセスの考え方が導入され，高齢者や障害者に対する栄養管理が大きな

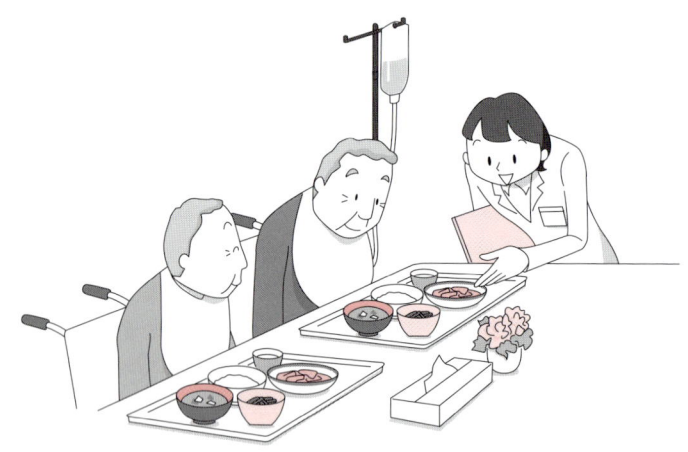

栄養管理業務の導入

　介護保険の施行（2000年），障害者自立支援法の施行（2006年）という新たな制度の誕生と同時に，栄養管理の重要性が認められ，福祉施設では制度を利用する者の意向を主体とした栄養管理業務に大きくシフトしています．

　栄養管理業務は，利用者の栄養状態を身体計測，臨床検査，食事摂取量などをもとに栄養評価（アセスメント）することから始まり，それをもとに栄養診断し，栄養介入，モニタリング・評価（判定）というPDCAサイクルによる栄養管理業務を遂行することを基本としています．また，関連職種協働でその評価やモニタリングにより有効性を実証することが調査・研究として必要です．

　栄養管理の実践には，医師，看護師のほか，介護支援専門員，リハビリテーション医師，作業療法士，理学療法士，言語聴覚士などとの連携や，彼らが有する全人的医療の視点を学ぶ必要もあります．

役割となってきています．

　高齢者や障害者における基本的な栄養管理の理念は，人間の尊重，意思・意欲を尊重して自立支援をすることです．その手法の一つである栄養管理プロセスは，施設利用者の健康の保持・増進および自己実現の達成を図ることを目標に，利用者の意思・意欲を重視し，自主的で継続可能なマネジメントを行うことであり，これらの業務を効率的，効果的に進めるためにシステム化されたものです．

　介護保険施設，障害児(者)施設では，常勤の管理栄養士の配置による栄養管理プロセスが基本となっています．個々の利用者の栄養状態を適切に把握してアセスメントをし，その状態に応じた多職種協働による栄養管理が実施されている場合に，介護報酬の「栄養マネジメント加算」が算定できます．

　介護予防通所介護，介護予防通所リハビリテーションにおける「栄養改善加算」や「居宅療養管理指導料」は，病院と同様に管理栄養士が指導した場合のみ，算定できるようになっています．栄養管理計画という一連の栄養管理プロセスを行い，医療・介護の一翼を担う資質をもつことが求められ，より専門性が高まっています．さらに，個人差の大きい障害者においても，障害者総合支援法において同様の栄養管理が必要となっています．

　児童福祉施設では，「心と体の健康」「安全・安心な食事」「豊かな食体験」の確保など，「食生活の自立支援」をめざした子どもの食事・食生活の支援を行い，子どもの健やかな発育・発達に資することが大切であり，福祉に関わる管理栄養士に大きな期待が寄せられています．

② 関連職種との関わり

　介護施設での栄養管理プロセスは，①インテーク（サービスの受理面接）→②アセスメント（生活課題の分析）→③プランニング（サービス計画の立案）→④サービスの実施→⑤モニタリング（サービスの進行中における中途の評価）→⑥サービス評価（エヴァリュエイション：最終的なサービスの評価）→⑦フィードバックあるいは上述の②から，ふたたび上述のプロセスで行われます．

　利用者のプランニングに当たり，医師や看護師は介護支援専門員（ケアマネジャー）に医療や療養上の指示を提供し，作業療法士，理学療法士，言語聴覚士は，それぞれの専門的視点でアセスメントした状況を提供しています．

　管理栄養士は，利用者の身体状況を診療録から確認するとともに，身体状況や食事摂取状況を看護師の協力を得てアセスメントし，栄養管理計画を作成します．栄養管理計画は介護支援専門員に提供し，プランを実施しながらモニタリングし，評価をすることになっています．

用語解説

●措置制度・契約制度

　措置制度とは，福祉サービスを受ける要件を満たしているかを判断し，また，そのサービスの開始・廃止を法令に基づいた行政権限としての措置により提供する制度です．これに対し契約制度は，利用者が福祉サービスの提供者（事業者）との契約に基づいてサービスを利用する制度のことです．

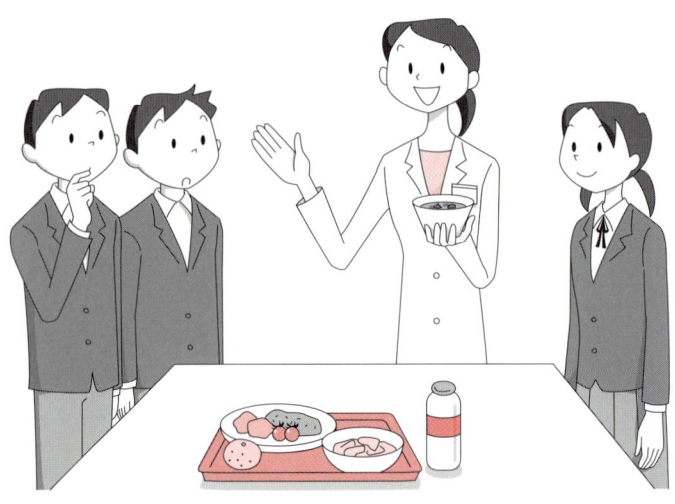

4) 学校で働く管理栄養士の役割・関連職種との関わり

① 学校での役割

　学校で働く管理栄養士は，小・中学校（特別支援学校を含む）や学校給食センターおよび夜間定時制高校に勤務し，学校給食の管理を行うとともに，子どもたちへの食育を行っています．また，国，都道府県・市町村の教育委員会に勤務し，学校給食に関する行政指導を行っている管理栄養士もいます．

　学校給食での仕事の内容は，大きく分けて給食管理と食に関する指導とがあります．

a) 給食管理

　給食管理には，栄養バランスの取れた献立作成と衛生管理が含まれます．学校給食は栄養の量と質が確保された献立であり，その献立で児童・生徒に何を伝えるのかが大切です．伝えたい内容は，食品に含まれる栄養素のことや食品の産地・生産者に対する思い，動物や植物の命をいただくことへの感謝，調理に関することなど，題材に事欠きません．給食の時間は食事という体験学習の場であり，食べることを通して学び，健全な食習慣を身につけていきます．したがって，学校給食の献立は，生きた教材となるように作成しなければならないのです．加えて，児童・生徒が食する給食は安全でなければなりません．そのため衛生管理は重要であり，給食施設・設備や調理作業，給食用物資の管理，給食従事者らの健康管理など，食品衛生責任者としての役割もあります．

b) 食に関する指導と栄養教諭

　食に関する指導は，管理栄養士の専門性を生かして年間計画を作成し，昼食時間や特別活動，総合的な学習の時間，家庭科，保健体育科の時間のなかで行われています．また，保護者を対象とした給食試食会や親子料理教室，給食だよりの発行を通しても行われています．

　近年，食生活の多様化が進むなかで，朝食の欠食などの子どもの食生活の乱れが問題となっています．2005年に誕生した栄養教諭（管理栄養士，栄養士の免許を有する）は，子どもたちが将来にわたって健康に過ごせるように，正しい食事のとり方の指導や食物アレルギー・肥満などの個別的な指導，学校全体の指導計画の作成を通して，校内にお

表1-6　学校給食の目標

1. 適切な栄養の摂取による健康の保持増進を図ること．
2. 日常生活における食事について正しい理解を深め，健全な食生活を営むことができる判断力を培い，及び望ましい食習慣を養うこと．
3. 学校生活を豊かにし，明るい社交性および協同の精神を養うこと．
4. 食生活が自然の恩恵の上に成り立つものであることについての理解を深め，生命及び自然を尊重する精神並びに環境の保全に寄与する態度を養うこと．
5. 食生活が食にかかわる人々の様々な活動に支えられていることについての理解を深め，勤労を重んずる態度を養うこと．
6. わが国や各地域の優れた伝統的な食文化についての理解を深めること．
7. 食料の生産，流通及び消費について，正しい理解に導くこと．

ける食育推進の中心となり，さらに学校・地域・家庭との連携，調整を図ることなどが期待されています．

c) 学校給食法の改正

2008年，学校給食法の根本をなす第1条（この法律の目的）や第2条（学校給食の目標，表1-6）の大幅な改正が行われました．このような大幅な改正は同法の制定以来，初めてのことです．栄養教諭の職務は「児童生徒の栄養の指導および管理をつかさどる」とこれまでは簡潔に規定されていましたが，2008年の改正では，栄養教諭の果たす役割の重要性から，「学校給食を活用した食に関する実践的な指導を行うものとする」と明確に規定されました．

これ以前には，食育基本法の制定（2005年6月）や，それに基づく食育推進基本計画の策定（2006年3月）がなされました．このように，食育の推進がわが国の重要な課題となっていることや，学校における食育の推進に学校給食が大きな役割を果たしていることから，この改正では，法の目的として従来の「学校給食の普及充実」に加え，「学校における食育の推進」を新たに規定しています．

また，学校における教育の目的を実現するために学校給食の目標が規定されていましたが，食育の観点を踏まえ，新たな目標も加えつつ7項目に整理されています．

この目標の充実により，学校給食が単なる栄養補給のための食事にとどまらず，学校教育の一環であるという趣旨がより明確になりました．

② 関連職種との関わり

学校における食育は，栄養教諭を中核としつつ，関係教職員が共通理解のもとで連携・協力することにより，学校教育活動全体を通じて推進する必要があります．そのため，校長のリーダーシップが重要であり，校長は「食に関する指導の全体的な計画」を作成することなどが求められています．これは，校長が全校的視点に立ってリーダーシップを発揮しつつ，その責任において全体計画を最終的に作成することを規定したものです．栄養教諭が関係教職員と連携しつつ，全体計画の作成の検討，原案作成，決定などの進行管理を行う必要があることは，文部科学省「食に関する指導の手引」（2007年3月）において示されているとおりです．

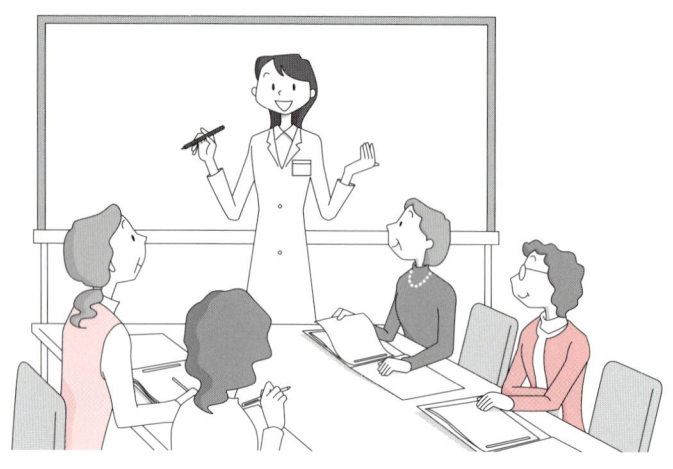

5）行政分野で働く管理栄養士の役割・関連職種との関わり

① 行政分野での役割

　都道府県や保健所，市町村保健センターなどで働く行政栄養士（行政管理栄養士）は，地域保健法や健康増進法などの法律に基づき，地域住民一人ひとりの健康づくりを支援するとともに，健康な地域づくりを推進する重要な役割を担っています．

　たとえば，「健康日本21」の目標達成に向けて，健康増進計画や保健医療福祉計画などの策定に参画するとともに，その行動計画に沿って，健康づくりのための食育推進や生活習慣病予防・介護予防のための栄養改善，健康増進のための食環境整備などの公衆栄養活動を企画・実施しています．

　また，食育基本法が制定され，地域における栄養・食生活改善のための取り組みのさらなる推進が求められているほか，2008年からは高齢者の医療の確保に関する法律に基づき，糖尿病など生活習慣病の有病者・予備群の25％削減をめざした特定健診・特定保健指導も開始され，その推進体制の整備や企画・評価，実践，ハイリスクアプローチの展開などの業務についても，新たな発想で取り組んでいくことになります．

　これらの行政栄養士の役割は，厚生労働省「地域における行政栄養士による健康づくり及び栄養・食生活の改善について」（2013年3月）により示されています．この通知には，行政栄養士が住民の健康づくりおよび栄養・食生活の改善を推進するに当たり，「健康日本21（第二次）」を踏まえ，推進すること，都道府県，保健所設置市および特別区，市町村において行政栄養士の配置数が限られているなかで，成果が見える施策を実施できるよう，それぞれ担うべき業務の基本的な考え方とその具体的な内容が示されています．

都道府県における行政栄養士

① 栄養・食生活の改善は，生活習慣病の発症予防と重症化予防の徹底のほか，子どもや高齢者の健康，社会環境の整備の促進にも関わるため，優先されるべき有効な施策の企画立案および実施に関わることができるよう，市町村との協働も含め，施策の成果が最大に得られるような体制を整備する．

表1-7　行政栄養士業務指針の概要

都道府県	保健所設置市および特別区	市町村
(1) 組織体制の整備		
(2) 健康・栄養課題の明確化とPDCAサイクルに基づく施策の推進		
(3) 生活習慣病の発症予防と重症化予防の徹底のための施策の推進		
(4) 社会生活を自立的に営むために必要な機能の維持および向上のための施策の推進		
市町村の状況の差に関する情報の収集・整理、還元する仕組みづくり	①次世代の健康 ②高齢者の健康	①次世代の健康 ②高齢者の健康
(5) 食を通じた社会環境の整備の促進		
①特定給食施設における栄養管理状況の把握および評価に基づく指導・支援 ②飲食店によるヘルシーメニューの提供等の促進 ③地域の栄養ケア等の拠点の整備 ④保健,医療,福祉および介護領域における管理栄養士・栄養士の育成 ⑤健康増進に資する食に関する多領域の施策の推進 ⑥健康危機管理への対応	①特定給食施設における栄養管理状況の把握および評価に基づく指導・支援 ②飲食店によるヘルシーメニューの提供等の促進 ③保健,医療,福祉および介護領域における管理栄養士・栄養士の育成 ④食育推進のネットワーク構築 ⑤健康危機管理への対応	 ①保健,医療,福祉および介護領域における管理栄養士・栄養士の育成 ②食育推進のネットワーク構築 ③健康危機管理への対応

（厚生労働省．平成25年度都道府県等栄養施策担当者会議資料より）

② 人口や医療費等の構造や推移を踏まえ，優先的な健康・栄養課題を明確にするため，市町村の健診等の結果や都道府県等の各種調査結果を収集・整理し，総合的に分析し，課題の解決に向け，計画を策定し，施策の成果が評価できるよう，設定した主要目標に対して，PDCAサイクルに基づき，施策を推進する．

③ 健康・栄養状態や食生活に関する市町村の状況の差を明らかにし，課題のある地域に対しては，保健所が計画的に支援を行うとともに，健康・栄養状態が良好な地域や改善に成果を上げている地域の取り組みを他地域に広げる仕組みづくりを提言した．特に，専門的知識・技術を必要とする栄養指導として，対象者の食習慣などを改善するためには介入可能な食環境を特定し，市町村や関係機関との調整のもとで，生活習慣病の発症予防と重症化予防の徹底のための施策の推進，社会生活を自立的に営むために必要な機能の維持および向上のための施策の推進，食を通じた社会環境の整備の促進などに効率的，効果的に取り組むとした．

保健所設置市および特別区，市町村における行政栄養士の業務の概要については，**表1-7**のとおりです．

② 関連職種との関わり

健康づくりおよび栄養・食生活の改善に関する施策を総合的かつ計画的に推進するためには，関連医療職種だけではなく，幅広い職種との連携が必要です．保健，医療，福祉，食品衛生，労働衛生，農林水産，環境，教育などの関係機関や，関係団体および企業関係者などとの連携体制が必要であり，特に栄養士会，調理師会などの関係団体，外食産業，食品産業界などの民間事業者，食生活改善推進員，健康づくり支援者らのボランティアとの連携の強化を図ることが必要です．

6）企業で働く管理栄養士の役割・関連職種との関わり

① 企業での役割

　産業部門（事業所）で働く管理栄養士は，オフィス，工場，寄宿舎，研修所などにおいて，特定の事業体に所属する勤労者を対象にした給食（事業所給食）に関するものが主な業務になっています．事業所給食は大きく2つに分けられ，官公庁，銀行，商社，製造会社などのデスクワークの職種が主体である場合にはオフィス給食，現場作業者を対象とした場合には工場給食と称しています．

　事業所給食は，事業主により福利厚生の一環として実施されている一方で，勤労者の健康の保持・増進，生活習慣病の予防のための栄養管理をめざした特定給食施設としての役割も重要です．給食の場を活用し，健康管理や栄養に関する情報の提供と実践的な食育を展開する場でもあります．

　事業所で提供される給食は，専門の給食会社などに委託することが多くなっています．管理栄養士は，事業所で働く場合と，実際に食事を提供する受託側で働く場合があります．そこで，管理栄養士は事業所の健康管理部門や，受託側の企画・開発，業務管理，サポート部門などで専門職として，あるいは総合職として給食の運営に参加し，施設での統括責任者として業務を遂行しています．最近では，特に給食経営管理の視点から運営計画を立て，管理することが重要です．

　特に2008年から導入された特定健診・特定保健指導により，生活習慣病予防に焦点を絞った食事指導（メタボリックシンドローム対策）のために，給食の場を活用した健康情報の発信と，提供する給食を媒体として示すことができます．さらに，関連する組織や職種と連携を取りながら，情報の共有化と専門性を発揮することが期待されています．

　事業所で働く場合には，組織のなかで，安全衛生，健康管理，福利厚生，人事教育部門などと連携し，給食を健康の保持・増進に活用することを考えていきます．これらについて事業主に方向性を示し，連携しながら事業を評価することが大切です．

　また，受託側で働く場合は，給食の請負業務のなかで，管理栄養士として受託企業と資格の専門性を活かし，委託企業や自社内，喫食者に適切な情報を発信し，給食を通して健康施策に寄与する実践活動を展開し，事業主・受託側の双方の利益に繋げる広い視野も必要です．

　管理スタッフ部門に勤務する管理栄養士は，業務の方向性と目標を明確にし，PDCAサイクルに沿って評価，改善を繰り返し，給食が利用者の健康増進・生活習慣病予防に効果を上げていることを示すことが重要です．企業などでは，これまで勤労者の福利厚生の一環として給食を提供することが主体でしたが，保険者による特定健診・特定保健指導の義務化によって，勤労者の生活習慣病予防のための栄養管理を目的とした役割を担うことになりました．

② 関係職種との関わり

　企業の健康管理部門の産業医や衛生管理者（保健師など），総括安全管理者などと密接な連携・協働が必要となっています．

7) 社会が要請する管理栄養士の役割

① 時代とともに変化する管理栄養士の役割

　わが国の栄養課題は時代とともに変化し，戦後間もないころは低栄養，高度経済成長期以降は，食の欧米化による生活習慣病，過剰栄養に対応してきましたが，現在はこうした過剰栄養と高齢者等の低栄養が同時に起こる栄養障害の二重負荷の解決が求められています．管理栄養士業務は，「給食運営」に加え「人の栄養管理」へ，「集団」から「個別」のサービスへと変化し，その内容も「栄養評価」「栄養診断」「栄養介入」「栄養モニタリング・評価」という一連の流れのなかで，関連職種協働で進めることが求められるなど，大きく変化してきました．これらは，栄養管理プロセスと呼ばれるものですが，求められる業務内容は，それぞれの職域（対象）によって若干の違いが見られます．

② 各職域で何が求められるか

a) 医療施設で働く管理栄養士の場合

　医療現場においては，管理栄養士を含めたそれぞれの職種が専門性を発揮するチーム医療を通して，栄養管理プロセスにより個々の入院患者に即した栄養管理計画の作成と実施を行うこと，効果的な栄養食事指導で治療効果を高め，入院期間を短縮することなどが期待されています．

　一方で，通院患者が中心となる診療所での栄養管理や栄養食事指導，病院と診療所との情報のやり取りが行われていません．重症化予防や治療効果の持続のためにも，栄養に関して病診連携・在宅療養のための地域連携の体制づくりが重要になってきます．

b) 福祉施設で働く管理栄養士の場合

　福祉施設で働く管理栄養士は，利用者の個別性が高く一括して述べることは難しいのですが，小児においては発育の個人差があり，高齢者においても摂食能力などに，障害者は重症度などによる個人差が大きく，栄養管理プロセスに基づく個人対応のみならず，多職種と協働して利用者のQOLを満たしていくことが強く求められています．

もっと知りたい人への推薦図書

1) 矢谷慈國，山本博史，編：「食」の人間学．ナカニシヤ出版，2002.
　本書は大学の人間学部社会学科の教員が中心となり，人間のさまざまな根源的な文化的営みをテーマに共同研究を行い，それを基礎にしてできあがったものです．執筆者は社会学，哲学，教育学，生物学，経済学，自然科学，心理学，体育学など，多様な分野の専門家で，さまざまな視点で食を中心にした人間学を論じています．

2) ウオルター・グラットザー，著（水上茂樹，訳）：栄養学の歴史．講談社，2008.
　これから管理栄養士をめざそうという学生は，栄養学の歴史の講義を受ける機会もあるでしょう．本書は栄養学発展の歴史ではなく，食べ物に関する「人間と社会の歴史」です．気軽に読めますが，内容は深いです．

c）学校で働く管理栄養士の場合

現在，学校には栄養教諭と学校栄養職員の2つの職種があります．従来からの学校栄養職員は給食運営を主体に行ってきましたが，栄養教諭は児童・生徒に対する食育コーディネーターとしての役割とともに，肥満や食物アレルギーなどに対する個別指導も求められています．

食育などの展開においては，学校内に留まることなく，家庭や地域との連携や多くの職種や団体などと協働して効果を上げることが大切です．

d）行政分野で働く管理栄養士の場合

行政栄養士には，「地域における行政栄養士による健康づくり及び食生活の改善の基本指針について」により業務の概要が示されています．地域の栄養問題をいかに改善するかという行政における課題解決は，施策の立案と展開およびその評価であり，優先順位を定めた計画行政など，いわゆる課題解決能力や政策形成能力が期待されています．

e）企業で働く管理栄養士の場合

産業保健に携わる管理栄養士は，これまで企業などの従業員に栄養価が高く，安価でおいしい食事を提供することを求められてきました．しかし，企業の人材はもっとも高価な資源であり，病気の予防は企業の生産性に大きな影響を与えます．食事提供を従来からの従業員への福利厚生に加え，働く人個々人の健康管理として対応することが求められ，利用者が自らの身体状況などを理解して，食事を選択できるよう支援することを含め，健やかな生活習慣を身につけるためのサポーターとしての役割が期待されています．

f）地域で働くフリーの管理栄養士の場合

今，日本栄養士会が一丸となって，管理栄養士の専門性を社会貢献につなげるための拠点として栄養ケア・ステーション機能の体制づくりを進めています．この担い手はこれまで地域で活動を展開してきた管理栄養士であり，豊富な経験をもとに時代が求める質を確保しながら，栄養士会の顔としての活躍が期待されています．また，このような活動を通して管理栄養士が起業していくことも大いに期待されています．

国は超高齢社会となる2025年を目途に，高齢者が住み慣れた地域で自分らしい暮らしを人生の最後まで続けることができるよう，住まい，医療，介護，予防，生活支援が一体的に提供される地域包括ケアシステムの構築を推進しており，在宅高齢者への食事・栄養面からの指導が強く求められています．

g）管理栄養士を教育養成する管理栄養士の場合

管理栄養士などの養成施設において教育に携わる管理栄養士は，この10年間で大きく変化した社会ニーズ，管理栄養士業務に対応できる人材を教育することが求められるとともに，短期間に変化する時代ニーズに敏感に対応することも必要です．

③ すべての管理栄養士に求められていること

職域による違いを述べましたが，対象者一人ひとりの栄養管理を通して，病気の予防，重症化予防，社会復帰に関わり，対象者の自己実現に寄与することが専門職としての責務であり，自らの質を向上させる不断の努力を続けることが強く求められています．

第2章 栄養学・栄養士発展の歴史

学習到達ポイント

❶ 歴代の研究者の視点と栄養学の歴史を理解できる．
❷ 現在に至るまでの食生活と健康問題の変遷の概略について説明できる．
❸ 栄養士・栄養士活動の歴史について理解し，現在，管理栄養士に期待される活動について説明できる．

1 栄養学の歴史

1）医学と栄養

① 栄養と生命

a）ヒトの栄養を取り巻く環境

生命とは，『新明解国語辞典』（三省堂）によると「生物の活動を支える根源の力」とされています．皆さんもよくご存知の「手のひらを太陽に」（やなせたかし作詞）という詩では，生物は皆，生きている友だち同士とうたっています．そのとおりであり，また栄養学的に奥深い内容です．なぜなら，私たちヒトは友だちであるほかの生物を食べ，その生命のおかげで，自分の体を作る物質やエネルギー源となる物質を獲得しているからです．太陽（お天道様）のありがたさも伝わります．

生物が自分の体を作る物質やエネルギー源を外界から獲得して利用し，生存・活動する営みのこと，そしてこれらの現象を栄養（nutrition）といいます．栄養のために外界から体内に取り入れて利用する物質＝栄養素（nutrient）と混同してはいけません．植物は太陽の光エネルギーを利用して水や二酸化炭素を材料に光合成を行いますが，このようにほかの生物に依存しない栄養形式を独立栄養，ほかの生物の生産物を利用する栄養形式を従属栄養といいます．

ヒトをはじめ動物は従属栄養生物です．植物は光合成による独立栄養を行って，自分または従属栄養生物の生存・活動を支え，二酸化炭素を固定し，酸素を排出して，地球環境を保全しています．管理栄養士をめざす人は，こうした広い視点も必要です．

b）エネルギーとは

では，エネルギーとは何でしょうか，なぜエネルギーが大切なのでしょうか．

人体には，体を作って維持し，生存・活動するために，さまざまな仕事をする生体機械の一面があります．その仕事は，たとえば，食物の摂取と消化・吸収，血液の循環，呼吸，筋肉運動，精神活動，成長，生殖，老廃物や熱の排出などです．人間が作った機械も人体も同じで，うまく働くためには，仕事をする能力に当たるエネルギーが必要で

す．
　エネルギーには，運動・熱・光・電気エネルギーなどいろいろなタイプがあります．自動車はガソリンを燃やして生じる熱エネルギーを運動エネルギーに変換して仕事をします．人体が仕事に使うのは栄養素の化学エネルギーです（図2-1）．人体は，その化学エネルギーを巧みに変換してさまざまな仕事に利用し，生存・活動しています．これが，エネルギーが大切な理由の一つです．
　次に，もう一つの理由です．
　生物の体の基本単位である細胞を構成するさまざまな物質は，勝手気ままに挙動しているのではありません．原子は分子に，分子は高分子化合物や細胞小器官などの形に整然と組み合わされ，配置されています．また人体を構成する約60兆個の細胞も，勝手に挙動しているのではありません．同じ細胞が集まって組織を構成し，組織が組み合わされて，脳や心臓や消化器，そのほかさまざまな器官などが作られているのです．

① 食物がもつ化学エネルギー　〇

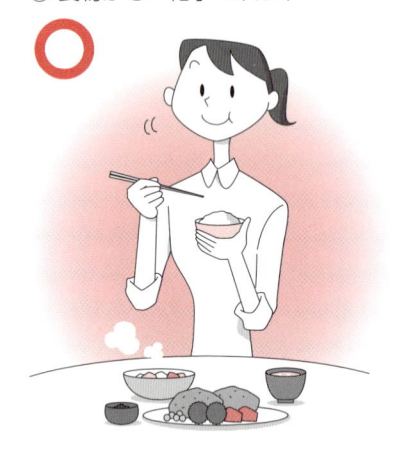

② 熱エネルギー　✕

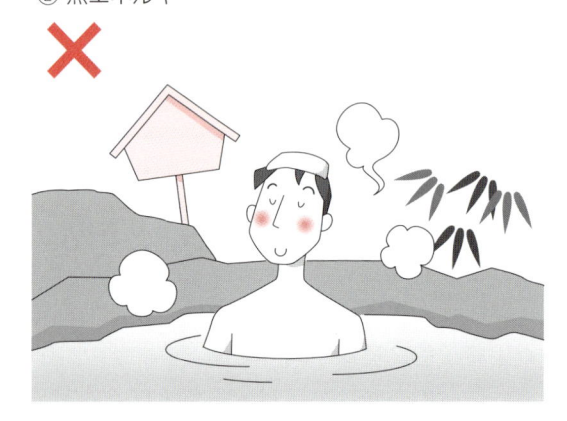

③ 光エネルギー　✕

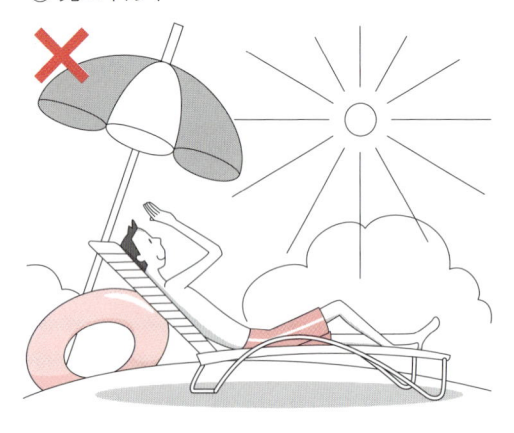

④ 電気エネルギー　✕

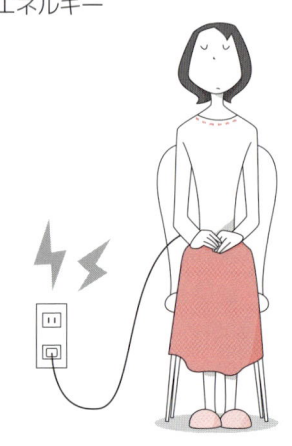

図2-1　さまざまなエネルギー　ヒトが利用できるエネルギーは？

このように，細胞や生物個体では，個々の要素が秩序をもって全体を構成すること，つまり組織化が行われています．しかも自らによる自己組織化です．その破綻は，細胞や個体の死を意味します．自己組織化は，外界から獲得した物質やエネルギーを変換して利用するシステムが，老廃物や熱を捨てながら絶え間なく働き，自分自身を作り・維持することです．したがって，エネルギーが大切なもう1つの理由は，エネルギーの変換なしに，自分の体を作ったり，維持したりすることができないからです．

② 医学と栄養の関係

栄養学の立場からは，食物は栄養のための大前提ですが，目的ではありません．ですから，管理栄養士は食物をよく知ることも大切ですが，栄養の場である人体，人間の生存・活動を支える栄養（人間栄養）についてよく学び，技術をきちんと身につける必要があります．人間栄養を広く深く，正しく理解し，栄養と健康の維持・増進，病気になるリスクの低減・予防，治療との関わりを学ぶには，多くの基本的知識や科学的な見識が必要です．まとめると，おおむね次の3つの事柄を学ぶことになります．

① 栄養の場である人体の構造（つくり）と機能（働き），それらの異常によってもたらされる病気の成り立ちについて
② 病気の原因，症状，診断，治療などと栄養との関係について
③ 社会環境と健康の関係，病気の予防と栄養との関係について

一方，人体の構造（つくり）や機能（働き），病気について理解・研究するとともに，病気の診断，治療，検査，予防などを実際に行い，健康を維持するための学問が医学です．医学は一般に，基礎医学，臨床医学，社会医学に区分されます．

基礎医学は人体の構造・機能，病気の成り立ちの理解とその原因の究明など，医学の研究や実践の根拠となる知見を得るための分野です．解剖学，組織学，生理学，病理学，生化学（医化学）などが該当します．

臨床医学は診断や治療などに直接関連する応用的な分野です．臓器別に，循環器学，消化器学，呼吸器学，内分泌学などに，手法によって内科学，外科学，放射線学などに，またライフステージによって産科学，小児科学，老人医学などに分類されます．

社会医学は社会的な環境と健康の維持・増進を対象とする分野で，衛生学，公衆衛生学，疫学（統計医学），法医学などが該当します．

そして，上に示した栄養学の対象となる①，②，③は，それぞれ基礎医学，臨床医学，社会医学に対応する分野といえます．

このように，栄養学と医学とは密接な関係にあります．

2）栄養学のはじまり

「医学の父」と称えられるヒポクラテス（前460～前377ごろ）は古代ギリシャ時代の医師ですが，人体は血液，粘液，黄胆汁と黒胆汁の4種類の体液から構成されていると考えました．そして，この体液のバランスによって気質や健康状態などが決まり，体液の調和が崩れると病気になると説明しました．同じころに哲学者のエンペドクレスは，それまでに提唱されていた説をまとめ，万物は水，土，空気および火の四元素からなる

1 栄養学の歴史　31

表 2-1 栄養素の役割

	エネルギー源	体組織などの材料	調節機能
炭水化物（糖質）	○	−	−
脂質	○	−	−
たんぱく質	○	○	○
ビタミン	−	−	○
ミネラル	−	○	○

と唱えました．

哲学者のソクラテスは食物が身体のエネルギーと熱の源であることを知っており，ヒポクラテスや数学者・哲学者のピタゴラスらは食事療法のようなことも行いました．しかし彼らは，食物を一つの「万能栄養素」と考え，現在のように5つの栄養素（表2-1）を含んでいるとは思っていませんでした．歴史に名を残す偉人といえども，その人が生きた時代の考え方に大きく左右され，先入観から逃れることの難しさが分かります．今の知識をもってすれば，非常にばかげた考えに見えても気づかないのです．

歴史は知らなくてもよい過去の遺物ではなく，多くの人々の努力の結晶であり，貴重な先生です．そこから学ぶのは皆さんです．栄養学の歴史を学べば，栄養学をより深く理解することができます．それぞれの時代背景のなかで，昔の人がどのように問題を捉え，どのように対処したかを学べば，将来自分たちが栄養の問題に直面した際に，解決のためのアイデアを得ることができます．現代の栄養学の知識や科学技術は一朝一夕にして生まれたものではなく，大発見や発明も先人が積み重ねた業績を土台にしてなされたものです．ニュートンのような天才でも，「どのようにして万有引力のような偉大な発見ができたのですか」と尋ねられた時,「ただ巨人の肩のうえに乗ることができたから」と答えたといいます．

それでは，皆さんも巨人の肩のうえに乗って栄養学の歴史の勉強を始めましょう．

3）呼吸とエネルギー代謝

① 空気中の気体の発見

16世紀まで空気は一つの物質と考えられていました．17世紀になりベルギーの化学者ヤン・ファン・ヘルモント（1577〜1644）は，木炭を燃やした時に出る気体を「森のガス（gas sylvestre）」と呼びましたが，これは二酸化炭素のことです．気体を「ガス」と呼んだのはヘルモントが最初です．1754年，フランス生まれのジョセフ・ブラック（1728〜1799）は，石灰石（炭酸カルシウム）を熱して二酸化炭素が生成することを発見しました．

1774年にイギリスのジョセフ・プリーストリー（1733〜1804）は，酸化水銀が加熱により水銀に還元される際に発生する気体として酸素を発見し，そのなかで空気中よりも長く動物が生きることを観察しました．これに先立ち，1772年にスウェーデンのカール・ヴィルヘルム・シェーレ（1742〜1786）は，濃硫酸に溶かした二酸化マンガンを加

熱すると酸素が発生することを見つけていましたが，発表が1777年となり，プリーストリーよりも遅れました．酸素と命名したのは次項に述べるフランスのアントワーヌ・ラヴォアジエ（1743〜1794）で，生命の空気と呼びました．

　イギリスのヘンリー・キャヴェンディッシュ（1731〜1810）は，1766年，金属に酸を作用させた時に発生する気体は燃えると薄青い炎を出すので，燃える空気（inflammable air）と名づけました．これが水素の発見です．空気中にもっとも多く含まれる窒素ガスはシェーレやキャヴェンディッシュにより発見されています．

② 燃焼理論と呼吸

　かつて，私たちはたき火をして暖を取り，ろうそくの灯りで夜を過ごしてきました．すなわち，物が燃えると熱と光を出します．17世紀までは，物が燃えるのは物にフロギストン（phlogiston；燃素．ギリシャ語で「燃える」の意）が含まれていて，燃える際にフロギストンが放出されると考えました．これが，ドイツの医師ゲオルク・シュタール（1659〜1734）が1697年に唱えた燃焼理論のフロギストン説です．その反応は，

　　　金属　→　金属灰　＋　フロギストン

となり，金属からフロギストンが放出された残りの金属灰の質量は元の金属の質量よりも軽くなるはずです．ところが，1772年にラヴォアジエ（図2-2）が空気中で硫黄やリンを燃やしたところ，燃焼前より質量が増えることを発見しました．すなわち，

　　　金属　＋　酸素　→　金属灰

というような反応を考えたわけです．これが新燃焼理論ですが，当初は多くの反対意見がありました．酸素発見者のプリーストリーもその一人で，フロギストン説を信じ続けました．この事実は発想の転換がいかに難しいかを物語るとともに，ラヴォアジエの偉大さを証明するものでもあります．

　ラヴォアジエはモルモットで二酸化炭素生成と熱産生の関係を調べ，ろうそくや石炭が燃える時の結果と比較して，動物の呼吸と物の燃焼が同じ現象であることを見つけました．また，ヒトで安静時と重量挙げの際の呼吸を調べ，呼気への二酸化炭素の排出量が運動により増すことを明らかにしました．さらに，体の熱産生と酸素消費の関係を定量的に調べ，エネルギー代謝の研究に多大の貢献をしており，「栄養学の祖」と称えら

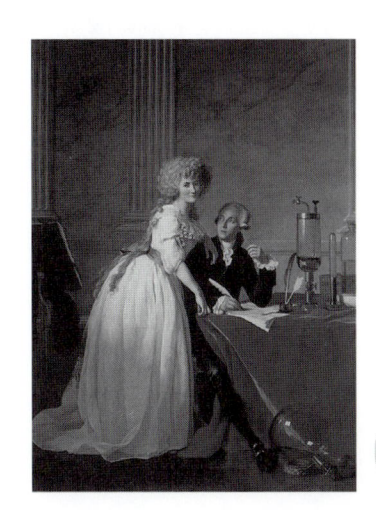

図2-2　ラヴォアジエ夫妻
（ジャック＝ルイ・ダヴィッド画　1788年）

れています．残念なことに，国王の徴税請負人であったため恨みをかって，フランス革命の際に50歳の若さで断頭台の露と消えました．

③ エネルギー代謝の研究

1866年にドイツのカール・フォイトとマックス・フォン・ペッテンコーフェルは，ヒトでガス代謝を測定できる大型熱量計を作り，直接法によりヒトのエネルギー消費量を正確に測定しました．その研究を通して，運動するとガス代謝は亢進しますが窒素排泄量は変化しないことから，筋肉運動のエネルギー源はたんぱく質ではなく，無窒素栄養素であることを確かめました．米国のウィルバー・アトウォーター，エドワード・ローザおよびフランシス・ベネディクトは，人間が入って生活し，エネルギー代謝量を測定できる部屋である呼吸熱量室を作りました．

フォイト門下のマックス・ルブナーは，安静時のエネルギー代謝量は体重よりも体表面積に比例することを1883年に報告しました．1902年には，炭水化物，脂質，たんぱく質の生理的熱量（利用エネルギー量）をそれぞれ1gあたり4.1，9.3，4.1 kcalと算定しています．同じくフォイト門下のアトウォーターは，数値を丸めた4，9，4 kcalというエネルギー換算係数（アトウォーター係数）を提唱し，現在では一般にこちらの数値が用いられています．

4) 三大栄養素

18世紀の分析法の進歩により，動物や植物の成分の分析が可能となり，食物や人体の成分が分離され，定量されるようになりました．英国のウィリアム・プラウト（1785～1850）は1827年に，食品分析により食物の三成分としてショ糖とでん粉，オイルボディおよびアルブミンを分離したと講演しました．これらは現在の三大栄養素と呼ばれている炭水化物（糖質），脂質およびたんぱく質のことです．

① 炭水化物

1810年にフランスのジョセフ・ルイ・ゲイ＝リュサックとルイ・テナールは元素分析により，ショ糖やでん粉が，炭素に水と同じ割合の水素と酸素が結合した化合物 $C_m(H_2O)_n$ であることを明らかにし，1844年にロシア生まれのカール・シュミットは炭水化物（carbohydrate）と命名しました．

フランスのジョゼフ・プルーストはグルコースを単離し，クロード・ベルナールは肝臓にグリコーゲンとして貯蔵されていることを見つけました．また，ドイツのエミール・フィッシャーは種々の糖を合成し，それらの立体構造を明らかにしました．

② 脂質

フランスのミシェル＝ウジェーヌ・シュヴルールは102歳の長寿で，主に脂質の研究を行いました．ろうからせっけんを作り，せっけんから脂肪酸を分離しました．また1814年には胆汁中にコレステロールを見つけました．グリセロールは1779年に，酸素発見者のシェーレがオリーブ油加水分解物のなかから発見しました．

③ たんぱく質

　窒素を含むたんぱく質が生命に必須であることは，パリの外科医であったフランソワ・マジャンディによって明らかにされました．マジャンディは窒素を含まない栄養物であるショ糖，オリーブ油あるいはバターだけで犬を飼育すると，1カ月ほどですべて死んでしまうことを確認し，窒素を含む食品の重要性を示しました．また，動物の組織にある窒素化合物が食品中の窒素化合物に由来すると結論しています．

　イギリスのウィリアム・スタークは自分を被験者として食事実験を行っています．パンと水だけでは体重が減少し，それにオリーブ油を加えても体調は回復しませんでしたが，羊肉，牛乳，ぶどう酒をとることにより元気になったことから，動物性食品の重要性に気づきました．

　アルブミン，フィブリン，カゼインなどの「動物物質」は約16%の窒素を含みます．オランダのヘリット・ムルダーはそれらの物質を，ギリシア語の「第一のもの」という語に由来するproteinと名づけました（1838年）．1841年になり，有機化学の父と呼ばれたドイツのユストゥス・フォン・リービッヒは，食品の栄養価は窒素含有量から分かると述べています．

5）出納実験およびたんぱく質の栄養価

① 出納実験

　食事から摂取したある物質の量と体から排泄されるその物質の量の差，すなわち，ある物質の身体の出入りを調べ，体内のその物質の代謝を調べるのが出納実験です．体内で別の物質に変化しない元素については出納実験ができます．たとえば，カルシウムや鉄の出納などです．たんぱく質は元素ではなく，食べる時は米のたんぱく質や肉のたんぱく質で，体内で代謝されて排泄される時には尿素，アンモニア，尿酸などの窒素化合物として尿や糞便中に出ていきます．そのままでは差し引きできないのですが，それらの物質の量を窒素量として算定すると，窒素出納が計算できます．

　排泄窒素量が摂取窒素量に等しい場合（零出納），身体は窒素平衡状態にあります．糖質と脂質は窒素を含まず，通常の食事に含まれる窒素はたんぱく質のものなので，窒素出納は全身のたんぱく質代謝を反映します．成人では体の大きさは変わらず，体たんぱく質量はほぼ一定なので，窒素平衡状態にあります．成長期や妊婦では窒素出納は正となり，摂取たんぱく質が不足した場合や病気の時は負になります．世界で初めて窒素出納実験を行ったのは，牛や馬を用いたフランスのジャン・バティスト・ブサンゴーです．

② たんぱく質の栄養価

　窒素出納実験から，たんぱく質栄養状態の判定，たんぱく質・アミノ酸必要量の測定，食品たんぱく質の質の評価などが行えます．同じ量のたんぱく質を食べても，質がよいほどたくさん体に残ります．吸収されたたんぱく質のうち，体に貯留した量を%で表した数値を「生物価」といいます．もっとも良質のたんぱく質の生物価は100です．

6) ビタミン

ロシアのニコラス・ルーニンは，マウスをショ糖，脂肪，カゼインと無機塩類で飼育すると死んでしまいますが，牛乳で飼うと成長することを認めました（1881年）．イギリスのフレデリック・ホプキンズは，ルーニンと同様，マウスは精製した糖質，脂肪，たんぱく質および灰分からなる飼料で飼育すると死んでしまいますが，それにエネルギーの3％量の全乳を加えると成長することを確かめました．その結果から，牛乳中には微量で生命の維持に役立つ物質が存在すると結論し，それを副次的食物因子（accessory food factors）と呼びました．現在のビタミンのことです．

ビタミンは食品中や体内には微量しか存在しない有機化合物なので，19世紀までの分析法では見つけられませんでした．そのため，ビタミンの発見は5つの栄養素の最後になりましたが，20世紀初頭の30年間くらいの間に次々と見つかり，単離され，構造が分かり，合成も進み，生理機能も明らかにされました．現在，これらビタミンも含め，約50種類の必須栄養素が見つかっています（表2-2）．

ここではビタミンB_1とビタミンCについてのみ述べます．

① ビタミンB_1

19世紀後半，白米を主食とする東南アジアで脚気が多発しました．日本でも江戸時代になって精白米を食べるようになると脚気が流行し，「江戸患い」と呼ばれました．その後も，脚気は結核とならぶ二大国民病でした．海軍軍医の高木兼寛は，肉，おおむぎ，野菜などを多くし，洋食に近づけた食事で軍艦乗組員の脚気を少なく抑えることに成功しました．1896年にオランダのクリスティアーン・エイクマンは，鶏に米糠を与

表2-2 必須栄養素の種類[1]

不可欠アミノ酸（必須アミノ酸）	ヒスチジン　イソロイシン　ロイシン　リシン　メチオニン　フェニルアラニン　トレオニン　トリプトファン　バリン　（アルギニン）	ビタミン	水溶性ビタミン	ビタミンC　ビタミンB_1（サイアミン）　ビタミンB_2（リボフラビン）　ナイアシン　ビタミンB_6（ピリドキシン）　パントテン酸　葉酸　ビオチン　ビタミンB_{12}（シアノコバラミン）	ミネラル	多量ミネラル	カルシウム　リン　マグネシウム
						電解質	ナトリウム　カリウム　塩素
必須脂肪酸	リノール酸　α-リノレン酸　（コリン）[2]		脂溶性ビタミン	ビタミンA　ビタミンD　ビタミンE　ビタミンK		微量ミネラル	鉄　亜鉛　銅　マンガン　ヨウ素　セレン　クロム　モリブデン

1) 酸素と水はふつう栄養素に入れない．
2) メチオニンが不足した場合，メチル基供与体として必要．

えて脚気を治療しました．化学者の鈴木梅太郎は 1910 年に糠の有効成分（のちにオリザニンと命名）を分離しました．

ポーランドのカシミール・フンクは 1911 年に米糠から脚気の治療に有効な物質を分離し，「重要な生命活動をつかさどるアミン」という意味で，ビタミン（vitamine）と名づけました．後にアミン以外のビタミンが発見され，vitamin と e が省かれました．日本人では，京都大学の藤原元典らが 1952 年にニンニクとビタミン B_1 が反応してできる誘導体のアリチアミンを発見しています．

② ビタミンC

すでに 16 世紀の半ばに，壊血病予防のために船員にオレンジの摂取が推奨され，またレモンのジュースが壊血病の予防に効果的であることが知られていました．1920 年にイギリスのジャック・セシル・ドラモンドがオレンジ果汁から還元性のある抗壊血病因子を抽出し，これをビタミンCと呼ぶことを提案しました．1933 年にイギリスのウォルター・ハースによってビタミンCの構造式が決定され，アスコルビン酸と命名されました．1933 年にはポーランド出身のタデウス・ライヒスタインが有機合成によるビタミンCの合成に成功しています．

ビタミンCが必須栄養素であるのはヒト，サル，コウモリ，モルモットなど少数の動物に限られます．それ以外の動物は体内でグルコースからビタミンCを合成できるので，欠乏症を起こしません．

7）ミネラル（無機質）

水耕栽培の植物にはリン，カルシウム，硫黄，マンガン，カリウム，ナトリウム，塩素，マグネシウム，鉄が必要であることが，フランスのアンリ・ブラコノらにより明らかにされました（1806 年）．出納実験の項で紹介したブサンゴーは植物飼料への食塩添加実験を行い，食塩を添加しない飼料で飼育した牛は毛が抜け，歩行障害を起こすことを見つけました．

1873 年には，犬に塩類を含まない餌を与えて飼育すると，筋肉や神経系に異常をきたして短日で死亡することから，ミネラルが生命維持に必須であることが示されました．イギリスのシドニー・リンガーやフランク・ロックは体液中の電解質組成に興味をもち，心臓などの器官の生理機能の維持に必要な人工の電解質溶液を考案しました（1900 年）．

おわりに

上に述べてきましたように，長年の先人の努力により現在の栄養の知識が積み上げられてきました．そのおかげで，食道癌などで口から食べられない人でも，直接胃内にチューブで栄養剤を投与することができます（胃瘻栄養）．小腸の炎症で消化吸収に障害のある人でも，心臓近くの中心静脈に留置したカテーテルを通して（中心静脈栄養法），直接血管内に必要量の栄養素を供給することが可能となりました（完全静脈栄養法）．それが可能となったのは，必要な栄養素の種類，性質，構造，必要量などの栄養の知識以外に，関連領域の知識や技術が進歩したためです．末梢静脈に必要なエネルギーを投

与しようとすると高張性となり血管炎を起こして血管が詰まるため持続的な投与はできませんが，心臓近くの血管に投与すれば多量の血液により輸液が希釈されるため，高張性の高カロリー輸液でも可能になりました．また，アミノ酸合成技術，輸液製剤の開発，注入ポンプや生体を刺激しない細いしなやかなカテーテルの作製などの医療機器の発達などが相まって，安全に静脈栄養が行えるようになりました．

栄養素欠乏症の原因も明らかになり，予防策も見つかっていますが，開発途上国や紛争地域，干ばつや災害などで多くの人々が栄養障害にさらされていることは不幸なことです．また裕福な国では肥満，メタボリックシンドロームなどで健康を障害されています（第3，4章参照）．栄養学の知識をさらに活用し，また栄養学研究を発展させなければなりません．栄養問題の解決は管理栄養士の双肩にかかっています．

2 食生活・栄養と健康の変化と課題

1）食生活・栄養状態の変化と課題

① 食生活の変化の概要

皆さんは最近，どのような食事をしていますか？　学生食堂や市販の弁当の利用など，高校時代とはかなり変わった人もいるでしょう．もっと前は，乳汁から離乳食，幼児食，学校給食というように日常の食事は変わってきたでしょうし，これから社会人になり，家庭を築き，円熟の時を過ごす過程では，皆さんそれぞれの生き方の違いでさらに変わるはずです．

食生活は，このようにライフステージやライフスタイルに応じて変わります．ライフステージとは，人の一生における少年期・青年期・壮年期・老年期などの各段階のことです．また，ライフスタイルは，人生観・価値観などに基づき，個々に選択する生き方のことです．

a）アニメ「サザエさん」に見る食生活

もう少し広い視野で人々の食生活の昔と今を見てみましょう．たとえば，人気アニメの「サザエさん」です．原作は1946〜1974（昭和21〜49）年まで新聞に連載されたので，昭和中期の一般的な家庭の日常生活を反映しています．その食事風景は，親・子・孫世代という磯野家の大家族がちゃぶ台を囲んで座り，ご飯とみそ汁，それにおかずが少々で，ときに魚という具合です．磯野フネさんはいつも着物に割烹着です．

サザエさんの時代は，日本が第二次世界大戦の敗戦（1945年）から復興し，高度経済成長（1954〜1973年）を成し遂げた時代にほぼ一致します．この間にわが国の衣食住は大きく変化し，大家族での生活から核家族（父母と未婚の子どもからなる家族構成）化も進みました．したがって，磯野家とよく似た食生活の人がまだいるなら，とても貴重です．

b）日本の食生活と米

わが国は山がちで耕作可能な土地は狭いですが，多雨で夏暑い気候にイネはよく適した作物です．鎌倉時代にはすでに稲作地は本州最北部まで達したそうです．しかし，そ

れは新田開発と品種改良，手間と時間をかけた労働集約という努力の結晶です．さらに，江戸時代中期以降は，食料の供給のかなりの部分が東北地方によって支えられて，江戸（東京）は大都市として繁栄してきました．

一方，東北地方はじめ農村地帯は，干ばつ・冷害・風水害などによって，不作に伴う飢饉にたびたび見舞われました．

宮沢賢治の『雨ニモマケズ』には，干ばつ・冷害の過酷さへの思いがうたわれ，藤沢周平の『蝉しぐれ』には，大洪水から間一髪で田畑と農民を救った主人公の養父への敬愛が語られています．2011年3月の東日本大震災・大津波と原子力発電所の事故という未曾有の災害により，東北地方では多くのものが瞬時に潰えました．田畑は，人々が丹精こめて作り，守り，日本人の食生活の原点を支えてきた宝です．復興は多難ですが成し遂げなくてはなりません．

② 統計から見る食生活の変化

皆さんの現在の食生活はサザエさんの時代のものとは隔世の感がありますが，この大きな変化のきっかけは，第二次世界大戦の終戦です．政治・経済・社会・文化・教育などの面で大転換があったからです．管理栄養士をめざす人は，食生活が終戦を契機にどのように，またなぜ大きく変わってきたのかを知る必要があります．そこで，サザエさんの時代のころ，すなわち終戦前後から高度経済成長期，さらに現在に至るまでの人々が食べていた食品の変遷を，純食料供給量（図2-3）から見てみましょう．

a）戦後の状況

戦前の米の純供給量は1人1日あたりほぼ350g以上で推移しています．それが，終戦直後（1946年）には250gほどへと大きく減り，魚介類・肉類や野菜類も減っています．救荒（飢饉などで困っている人たちを救うこと）作物として利用されたいも類は増えていますが，当時の日本は，敗戦のショックと国土の荒廃，食料危機の状態にあり，国民生活は混乱を極め，栄養失調や飢餓状態の人々が多く見られました．小麦が少し増えているのは，米国などの国々から粉ミルクや砂糖などの食料や生活物資とともに緊急援助されたからです．食料援助を受けるに当たっては，GHQの指示によって，栄養状態の基礎データを得るための調査が行われました．これが国民栄養調査（現在の国民健康・栄養調査）の始まりです．

1950年には米の純供給量は300gほどに回復しましたが，以後，戦前レベルまでは戻りませんでした．一方，小麦は戦前レベルのほぼ3倍，牛乳・乳製品はほぼ2倍が供給されています．1947年にはユニセフ（国連児童基金）から提供された脱脂粉乳による学校給食が始まりました．1952年には学校給食が法制化され，主食（パン）と副食（おかず）も併せて提供されるようになりました．

b）サザエさんの時代

サザエさんの時代には，食生活の変化と関連深い出来事がいくつかあります．まず，サンフランシスコ講和条約の発効（1952年）により，GHQによる間接統治が終わり，真の意味で戦争状態が終結しました．また，高度経済成長の時代と重なり，東京オリンピックや日本万国博覧会（大阪万博）があり，戦争からの復興を超えて，社会・経済・文化が飛躍的に変化しました．食料の純供給量については，牛乳・乳製品と肉類が大き

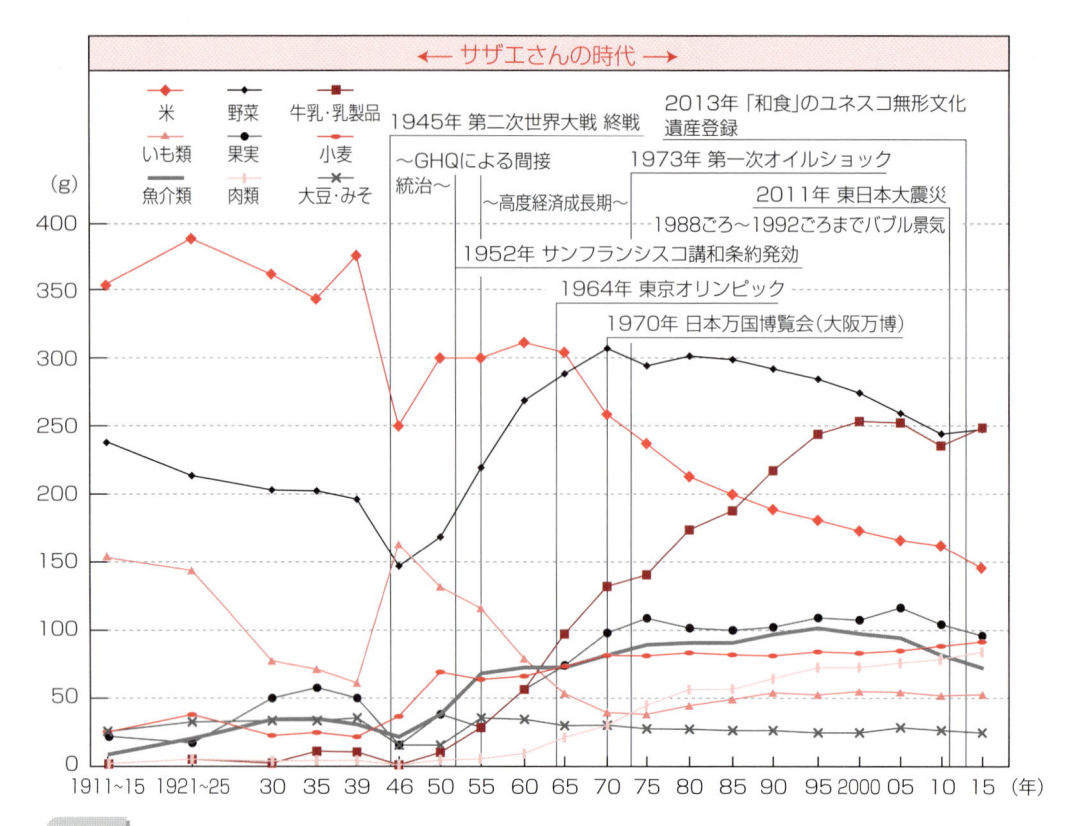

図 2-3　食品群別の純食料供給量（1人1日あたり）の年次推移
純食料供給量は，消費された食品の重量から普通の食習慣で捨てられる部分（魚の場合なら骨や頭など）を差し引いた後の可食部分の重量．データは，1年間の国内の食料供給状況をまとめた食料需給表（農林水産省が毎年公表）によります．

く伸び，この時代の終わりのほうで，米は減少に転じました．一方，米と同じように主に炭水化物を供給する小麦は，ほぼ一定レベルです．

　こうした変化には，米国の「農産物貿易開発援助法」（1954年）が深く関わっています．この法律に基づき，米国は一定の条件を満たす国に対して，大規模な食料援助を実施するようになりました．日本は，小麦や乳製品などの援助を通じた食生活の欧米化が期待でき，米国産農産物の安定的な輸出市場への発展が望める国として援助対象国となりました．いわゆる食生活の欧米化は，このように米国の政治的意図で行われました．

　明治末期（1911～15年平均）は，たんぱく質源としても米が圧倒的で，大豆（みそ・しょうゆを含む），その他の豆類，麦類がこれを補っていました．その後，魚介類の摂取が増え，1960年ごろには米に次ぐたんぱく質供給源となっていました．戦中・戦後の食料難の時代は，動物性たんぱく質が量的に不足し，国民に魚種を選択する余地はなく，手に入るものは何でも食用とせざるをえなかったので，どんな魚でも食べる習慣がつき，魚肉ソーセージやくじら肉なども国民の食生活に広く浸透しました．

c）そして現代へ

　高度経済成長により家計にゆとりが出ると，比較的高価な食材だった肉類の消費が増え，こうした変化は日本万国博覧会の開催（1970年）を境に大きく加速しました．こ

の年，ハンバーガーやフライドチキンのファストフード・チェーン店が日本に初めて進出しました．また，博覧会場に出展されたセントラルキッチン方式（工場で調理した料理を各店舗で電子レンジで温めて提供するような方式）を取り入れたレストランが大盛況を収め，ファミリーレストランが広まるきっかけとなり，また家庭内の食生活から外部化への大きな流れが生じました．

　バブル景気のころ（1988～1992年ごろ）には，高級食材，手の込んだ調理，豪華な食卓の雰囲気といったグルメ志向や外食がピークを迎えました．しかし，その後は会社の倒産や業績不振により人々の所得は減少し，また食の安全性や信頼性を覆すような食中毒事件・偽装問題などが多発し（第5章「職業倫理」参照），さらに東日本大震災・大津波と原発事故も起きました．一方，健康志向の食文化であることも一つの理由として，2013年には「和食」がユネスコの無形文化遺産に登録されました．今は，人々が経済的で，しかも栄養学的に適切な，おいしく，そして何よりも安全で安心できる食事を切に求めている時代といえます．管理栄養士の腕の見せ場でもあります．

③ 栄養状態の変化：第二次世界大戦後の栄養改善の推移

　次に国民栄養調査（2002年からは国民健康・栄養調査）に基づくエネルギーや栄養素の摂取状況の推移を見てみましょう（図2-4）．健康・栄養・食品に関係の深い出来事が付記されていますが，これらは時代背景を示す目印です．また，栄養状態の著しい改善は第二次世界大戦後（1945年以降）に行われたと捉え，これを4つの時代に区分する論もありますので，この区分も示しました．

a）エネルギー・栄養素摂取状況の変化

　グラフによると，まずエネルギー摂取量は，1950年ごろまでに1946年の1～2割増しに達し，その後1970年代から次第に減少し，2000年ごろからは1946年のレベルに下がっています．目を引くのは高度経済成長期の脂質・動物性脂質・動物性たんぱく質摂取量の著しい伸びです．1975年ごろからは高レベルの状態が続いています．一方，炭水化物摂取量は2000年以降，1946年の半分近くに落ちています．こうした変化は，図2-3に示された高度経済成長期の牛乳・乳製品や肉類，魚介類の摂取の伸び，それ以降の米の落ち込みにほぼ対応しています．

　栄養素などの摂取量のこれらの変化を踏まえ，4つの時代区分の概要を述べます．

b）時代区分別の概要

　第1期（1945～1950年）は，戦後の社会的混乱期に当たり，国民全体が食料不足の状態で，何よりも食べ物の入手が第一でした．

　第2期（1951～1960年）は，低栄養の時代で，妊産婦，乳幼児，学童などの低栄養状態の改善に重点が置かれました．妊娠中・出産後の食事改善により，妊産婦と乳児の死亡率が低下しました．1947年に始まった学校給食では，「パン・肉食・牛乳」への適応が試みられ，その結果，1960年以後は青少年の身長，体重が著しく増大しました．

　第3期（1961～1970年）には，栄養学の見地から食料供給が図られました．たとえば，国民の動物性たんぱく質の平均摂取量が所要量に対して少なかったため，家畜が増産され，肉類からの動物性たんぱく質の摂取が増えました．牛乳・乳製品摂取量も増えたので，カルシウムの摂取量も増えました．この時期に伸びた魚介類の摂取も，動物性たん

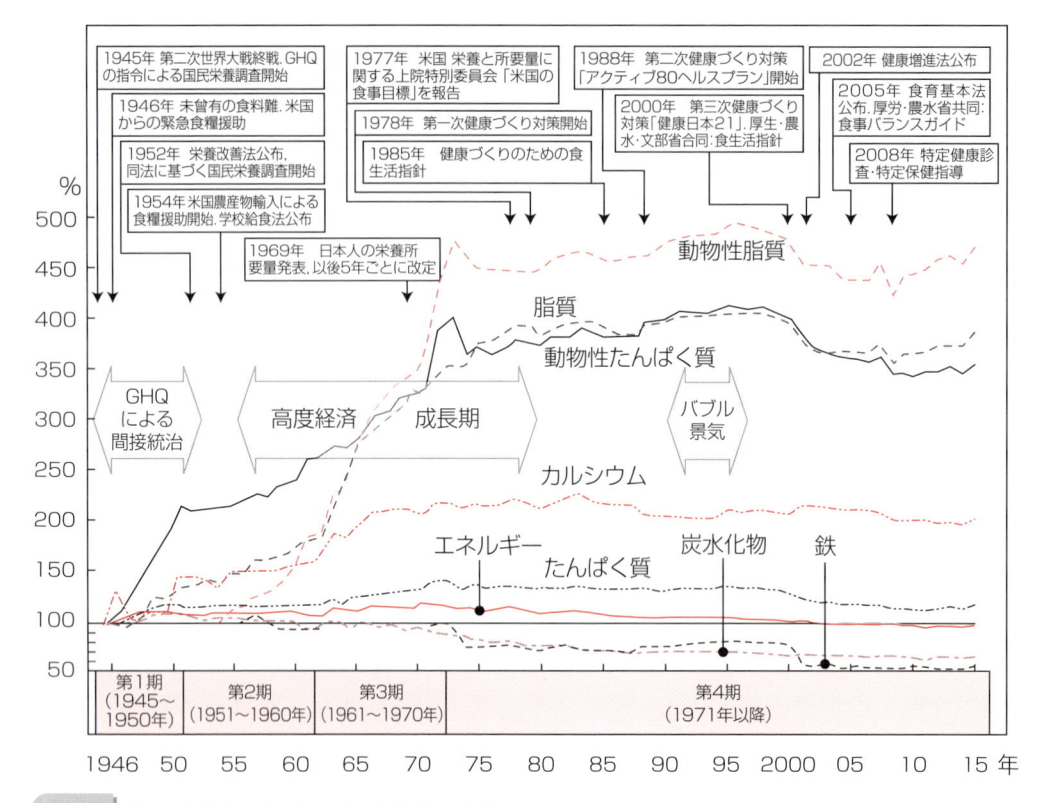

図 2-4　第二次世界大戦後の栄養状態の推移
折れ線グラフのデータは，国民栄養調査（2003年からは国民健康・栄養調査）の結果によります．1946年の栄養素などの摂取量を100としています（動物性脂質については1952年，鉄については1955年を100としています）．日本社会・経済の転換をもたらした代表的な出来事の一部を付記してあります．

ぱく質やカルシウムの伸びに寄与しています．さらに，これらの食品は脂質含有量が比較的高いので，この時期に脂質，特に動物性脂質の摂取が大幅に増えました．

第4期（1971年以降）は，残念ながら1960年代の栄養素摂取の安定期に続く成熟期とはなりませんでした．高度経済成長期以降は人々の経済状態がよくなり，貿易自由化や関税引き下げによる輸入増大で，食品の種類や量は大幅に拡大し，食品の選択と摂食の自由がもたらされ，食生活は著しく多様化しました．国民全体の栄養状態として捉えると，低栄養状態は克服されました．しかし，過食・過剰栄養の傾向となり，また栄養素摂取はアンバランスの状態で，これらが健康上のリスクや健康長寿の阻害要因となっています．バブル景気崩壊の影響も加わり，さまざまな課題が生じています．

ただし，こうした状況が放置されたわけではありません．図2-4のように，健康づくりのための食生活指針（1985年）を皮切りに，食育基本法（2005年）や特定健診・特定保健指導（2008年）に至るまで，多くの取り組みがなされてきました．ですから，この第4期は健康づくりのための栄養改善が求められている時代といえます．

④ 食生活・栄養状態の課題

栄養状態が改善されて，国民全体では，低栄養の状態は克服されたように見えます．

表 2-3 食生活・栄養状態に関する課題の例

食料・食品に関する課題
食料自給率が国際的に見てかなり低い
食品の廃棄量が多い
食品の質の劣化，安全性確保

食生活に関する課題
食生活の乱れが生じている
朝食の欠食
一人で食べる（孤食）
家族一緒であっても別々のものを食べる（個食）
深夜に食べる
食事時間が不規則
調理が手抜きで，エネルギー以外の栄養素への配慮が足りない
食品の機能性に対する過信・妄信

栄養状態に関する課題
生活習慣病・メタボリックシンドロームへの対策
中高年男性の肥満
小児の肥満（メタボリックシンドローム予備群）
高齢者の栄養障害
咀嚼・嚥下障害に伴う低栄養・誤嚥
独居に伴う栄養素などの摂取不足
若年女性におけるやせ：本人の健康上のリスク，低出生体重児出産のリスク

しかし，本当にそうでしょうか．過食・過剰栄養は，栄養状態が改善されたことにはなりません．また，中高年男性の肥満が問題になる一方，若い女性のやせ願望は本人の健康上のリスクとともに，低出生体重児出産のリスクを増大させています．小児の場合も，肥満児が問題になる一方，やせも増加しています．さまざまな原因で低栄養状態にある高齢者も少なくありません．このように，栄養状態に関しては，過剰栄養と低栄養の二極化も深刻さを増しています．これらの点も含め，現在の食生活・栄養状態が抱える課題を表 2-3 に簡単にまとめました．詳しくは専門科目で学びます．

2）食生活・栄養と健康問題の変化と課題

① 死亡原因の推移

日本では，第二次世界大戦からの復興と高度経済成長の時代に，死亡原因に代表される健康上の問題も様変わりしました．

かつての二大国民病の一つ，脚気による死亡は，第二次世界大戦を境にビタミン B_1 補給を含む栄養改善によって大幅に減りました（図 2-5）．肺炎や胃腸炎などの急性感染症，結核による死亡，また前二者が主な原因であった乳児死亡も著しく減少しました（図 2-5）．抗生物質などによる医療の向上や衛生環境の整備に加え，栄養改善に伴う免疫能の向上も大きな役割を果たしたと考えられます．

一方，主に若年者の死因であったこれらの感染症による死亡の減少は，人口の高齢化をもたらし，高齢者に多い病気が増えました．すなわち，1960 年代には死因の 1 位を

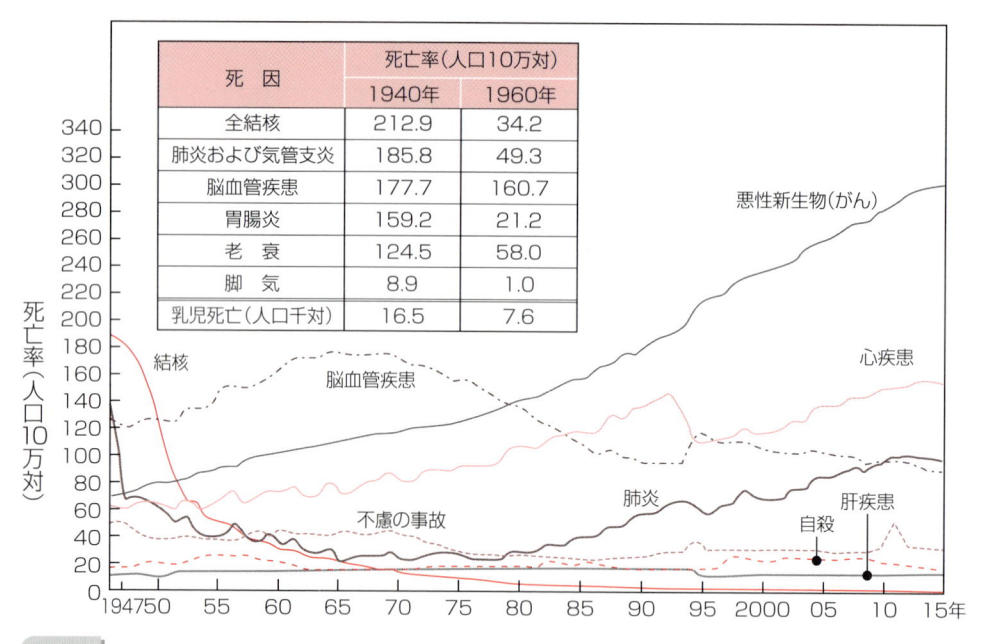

死因	死亡率(人口10万対)	
	1940年	1960年
全結核	212.9	34.2
肺炎および気管支炎	185.8	49.3
脳血管疾患	177.7	160.7
胃腸炎	159.2	21.2
老衰	124.5	58.0
脚気	8.9	1.0
乳児死亡（人口千対）	16.5	7.6

図 2-5　主要な死因の年次推移
1995年の脳血管疾患の増加や心疾患の減少は，死因選択や死亡診断書記載のルールの変更の影響によると考えられます．

脳血管疾患が占め，その後は悪性新生物（がん），心疾患，脳血管疾患が三大死因となりました（図 2-5）．脳血管疾患を超えた肺炎による死亡は，最近は若年者ではなく高齢者が主です．高齢者の健康問題は，老化に伴う免疫能の低下のほか，低栄養や誤嚥などの栄養・食生活の不具合も，その背景となっているようです．

②「米国の食事目標」

図 2-4 には，1977年に，米国で「米国の食事目標」が報告されたことが示されています．この報告では，米国人の10大死因のうち6つ（心疾患，がん，脳血管障害，糖尿病，動脈硬化，肝硬変症）に栄養状態が深く関わるとしています．これらは現在の日本人の死因でも上位を占め，発症には肥満が密接に関わり，また動脈硬化と高血圧は相互に悪化させ合う悪循環の関係にあります．これらの病気は今の日本では生活習慣病として取り扱われています．実は米国は生活習慣病先進国だったといえます．その米国の食事目標は，予防対策として脂質を総エネルギー摂取量の30％に減らすことなど6項目を設定しています．

しかし，米国を含む西欧諸国は今でも脂質摂取の割合が高い状況です（図 2-6）．米国を豊かな先進国のモデルとして食生活の欧米化を進めてきた1977年ごろの日本は，米国の食事目標にかなり近く，2000年ごろには食塩以外の項目はほぼ範囲内となりました．ただし，これはあくまでも米国の目標です．欧米化に向けた過程で脳血管障害による死亡は減りましたが，がんや心疾患による死亡，糖尿病や骨粗鬆症，寝たきりの高齢者らが増え，人々のQOLの低下を招き，医療費が国の財政を大きく圧迫しています．

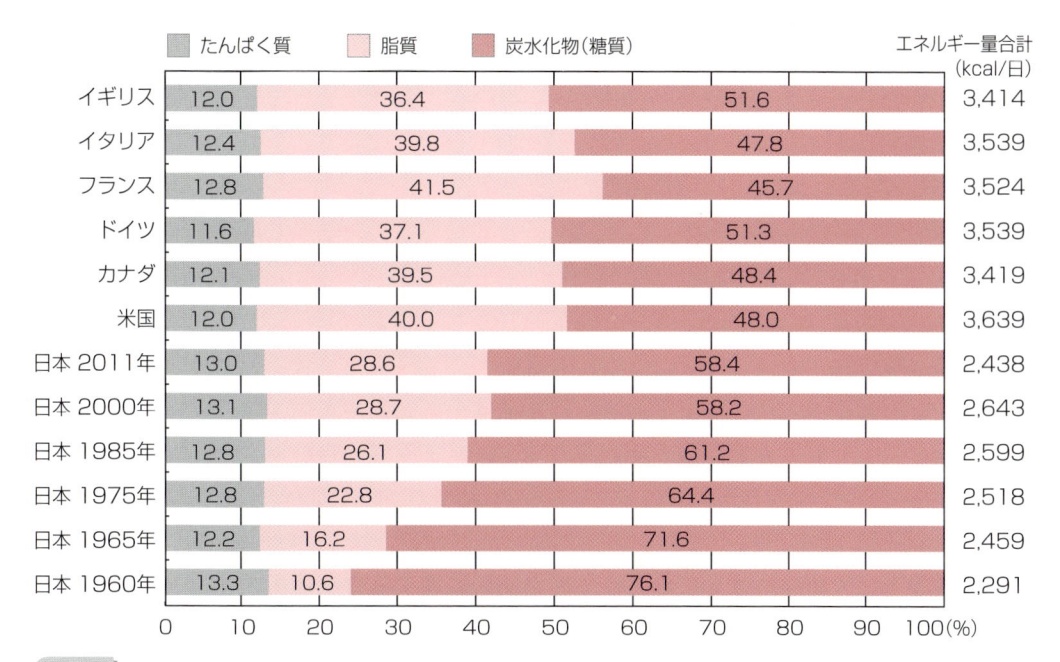

	たんぱく質	脂質	炭水化物(糖質)	エネルギー量合計 (kcal/日)
イギリス	12.0	36.4	51.6	3,414
イタリア	12.4	39.8	47.8	3,539
フランス	12.8	41.5	45.7	3,524
ドイツ	11.6	37.1	51.3	3,539
カナダ	12.1	39.5	48.4	3,419
米国	12.0	40.0	48.0	3,639
日本 2011年	13.0	28.6	58.4	2,438
日本 2000年	13.1	28.7	58.2	2,643
日本 1985年	12.8	26.1	61.2	2,599
日本 1975年	12.8	22.8	64.4	2,518
日本 1965年	12.2	16.2	71.6	2,459
日本 1960年	13.3	10.6	76.1	2,291

図 2-6 1人1日あたり供給エネルギーおよび栄養素別エネルギー比率：日本における年次推移および欧米諸国との比較（農林水産省"食料需給表"および国際連合食糧農業機関"Food Balance Sheet"より）グラフバー内の数値は栄養素別エネルギー比率（％）．欧米諸国のデータは2011年．

③ 日本の健康づくり対策

このような背景から，2000年に始まった数値目標指向型の健康増進施策「健康日本21」では，食生活の欧米化のゆきすぎへの対応，新たな日本型食生活への改善が図られています．栄養状態や栄養素（食物）摂取レベルに関する5つの数値目標の1つには，「20～40歳代の1日あたりの平均脂肪エネルギー比率を25％以下に減少する（基準値は1997年国民栄養調査による27.1％）」という項目があります．

健康日本21の目標値の達成状況は国民健康・栄養調査でモニターされ，またその達成の支援に活用できるツールとして「食事バランスガイド」が策定されています．さらに，2008年に始まった特定健診・特定保健指導制度によって，心疾患や脳血管疾患につながる糖尿病，高血圧症，脂質異常症の予備的状態であるメタボリックシンドローム（内臓脂肪症候群）に着目した予防対策が行われています．

しかし，2011年の健康日本21最終評価では，1日あたりの平均脂肪エネルギー比率は対策開始当時の27％から変化は認められず，この目標に関しては「変わらない」と評価されました．2012年からは健康日本21（第二次）として，新しい目標を掲げた国民健康づくり運動が進行中です．第二次では栄養・食生活分野の目標のなかに脂肪エネルギー比率の減少は含まれていません．代わりに「主食・主菜・副菜を組み合わせた食事が1日2回以上の日がほぼ毎日の者の割合を増加させる」という目標が新しく設定されました．これは，主食・主菜・副菜を組み合わせた食事は日本の食事パターンであり，1日2食で主食・主菜・副菜が揃っている場合は，それ以下と比べて栄養素摂取量（たんぱく質，脂肪エネルギー比率，ミネラル，ビタミン）が適正となることが報告されて

いるからです．

　一方，がんも予防できる病気であり，その原因の多くはたばこや飲酒，食事などの日常の生活習慣に関わっています．1996年に発表された米国人のがん死亡の原因では，喫煙（30％），食事（30％），運動不足（5％），飲酒（3％）の合計で全体の68％になりました．生活習慣の改善で多くのがんが予防できることは，日本も米国も同じです．信頼性の高い疫学*研究の結果など，科学的根拠に基づくがん予防法を見極めることが，個人の行動としての重要な課題です．このような観点から，独立行政法人国立がん研究センターがん対策情報センターは，日本人に推奨できる科学的根拠に基づくがん予防法を提案しています．そこには6つの項目（喫煙，飲酒，食事，身体活動，体重，感染）があげられ，体形については成人期での体重を適正な範囲に維持する（太りすぎない，やせすぎない）こと，食事は偏らずバランスよくとることが推奨されています．

④ 管理栄養士に求められること

　管理栄養士に大切なのは，このような健康問題に関する食生活・栄養改善の課題について具体的にまた分かりやすく，つまりどのような食物をどのくらいの量で，どのように食べればよいかを具体的に，人々に提案できる力です．また，適正体重の維持といった場合に，食生活の改善だけでは不十分です．運動なども含めた生活習慣全般の改善にも目を向けた支援が大切です．食品の放射能汚染や食肉の生食による食中毒などの問題もあります．食生活の安全・安心を支えるのも管理栄養士の重要な役割です．管理栄養士は食生活・栄養改善を推進するリーダーです．これらを自覚した自己研鑽が求められています．

用語解説

● 疫学
　人間集団を対象として，病気や事故などの発生の原因や社会的傾向・影響などを包括的に調査・研究する学問．

3 管理栄養士の歴史 （表2-4）

1） 栄養士の誕生と栄養改善活動のはじまり

　18世紀後半に誕生した科学「栄養学」は，第一次世界大戦（1914〜1918年）下での食料不足により発生した栄養失調症の予防・治療に実践されると同時に，医療における食事療法に応用されました．そのなかで，食事療法を専門にする人たちが出現し，自分たちをDiet（食事）の専門家，つまりDietitianと呼ぶようになりました．そして1917年，ついに米国栄養士会（American Dietetic Association；ADA．現 Academy of Nutrition and Dietetics；AND）が認定する栄養士という専門職が誕生します．

　そのころのわが国では，明治維新以来，あらゆる領域において欧米人の生活を目標と

表 2-4 管理栄養士の歴史

18世紀後半	「栄養学」のはじまり
1914年	佐伯 矩が「栄養研究所」を設立
1917年	米国で栄養士制度発足
1920年	栄養研究所が「国立栄養研究所」に
1925年	佐伯 矩が「栄養学校」を設立
1926年	栄養学校第1回卒業生が「栄養手」として世に出る
1945年	栄養士規則が制定され、日本で栄養士が誕生
1947年	栄養士法公布(翌年施行)、栄養士が国家資格に
1952年	栄養改善法公布、施行
1962年	「管理栄養士」制度スタート
2000年	栄養士法一部改正、管理栄養士が登録制から免許制に
2002年	健康増進法公布(翌年施行)

した急速な近代化が起こり、食生活も例外ではありませんでした。主食(米)の偏重による低たんぱく質・低脂肪・低ビタミン・低ミネラルの食事内容を改善するために、国の政策として肉類や牛乳・乳製品の摂取が進められました。また、米騒動に見られるような食料不足による低栄養問題を解決する手段として、栄養学の発展は、食料増産と同様に国の大きな課題となりました。

このような状況のなかで、栄養への取り組みの重要性を訴えた人物が佐伯 矩です。彼は1914(大正3)年、私立の栄養研究所を設立し、栄養学の生理・生化学からの独立と総合的研究をめざすとともに、国民の健康維持、体力の増大、さらに国家の安定と成長のためには、栄養学の発展と普及が重要であることを訴えました。1920年、国は彼の主張を取り入れ、私立の栄養研究所を内務省の付属機関として「国立栄養研究所」としました。

国立栄養研究所は設立当初、エネルギー代謝を中心とした研究を進めると同時に、食生活の近代化により国民の栄養状態を改善する必要性を学会に発表しました。新聞、ラジオ、一般雑誌などを通した国民への栄養学の普及活動にも積極的に取り組みました。しかし、当時の深刻な食料事情と国民の栄養に対する低い知識レベルでは、マスコミによる栄養教育だけで栄養状態を改善することができません。そこで佐伯研究所長は、栄養の実践的指導者による徹底した食生活の改善が必要と考え、1925年、私立の栄養学校を設立しました。翌年、第1回の卒業生として世に送り出した15名は「栄養手」と呼ばれ、彼らは栄養士の先駆けとなり、国民の栄養改善運動に取り組んでいったのです。

2) 栄養士制度と栄養改善活動

① 栄養士による栄養改善活動

太平洋戦時下の食料不足が深刻となり、国民栄養改善の重要性が増大したことから、1945(昭和20)年、国は厚生省令第14号にて「栄養士規則」を制定し、わが国にも栄養士が誕生しました。栄養士規則には、栄養士は「その名称を使用して、国民の栄養指導を業とするもの」と規定され、1947年、法律第245号をもって「栄養士法」が公布、翌年の1月から施行され、栄養士が名実ともに法律による国家資格となりました。

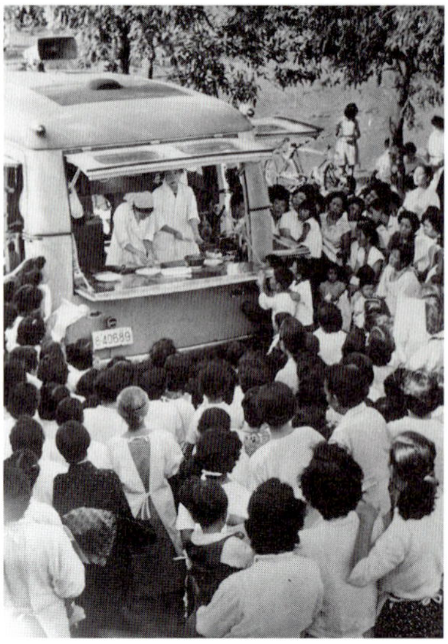

図 2-7 キッチンカーによるデモンストレーション（1956 年）
(社団法人設立 50 周年記念誌. 社団法人日本栄養士会, 2009 より)

　一方，栄養改善活動は，戦前・戦後の厳しい食料事情のなか，戦前は富国強兵，戦後は国家再建を目標に国家政策として実施され，栄養士による栄養指導は限られた食料を有効活用する方法として高い社会的評価を受けました．栄養士は，工場，事業所，学校などにおける給食現場での指導や国民全体への講習会，マスコミを活用した栄養指導を行いました．保健所での講習会を実施するだけではなく，たとえばバスの後部を調理実習ができるように改造したキッチンカーに栄養士が乗り，街角や農村に出かけて栄養指導を行いました（図 2-7）．当時の日本の状況では，労働環境が悪く，休暇を取って講習会に参加するような余裕はなく，保健所での講習会に人はあまり集まりませんでした．そのため地域の人々が来てくれないなら自分たちで働く場に出向いていこうと考えたのです．

② 低栄養問題の解決と新たな問題

　このような地道な栄養指導の拡大と同時に，集団給食を介した輸入食料の適正な分配，農業生産物の増大，さらに経済発展などが相まって，1960 年代になると食料不足による低栄養問題はほぼ解決しました．しかし，低栄養問題の解決により，栄養学や栄養士の不要論を訴える有識者も登場し，栄養に対する社会的関心も低下していきます．

　当時国の政策として進めていた行政簡素化方針の一環として，1952 年に「栄養士法廃止案」が政府提案として検討されました．栄養関係者や団体，特に日本栄養士会[*]は強く反対して，栄養士法廃止阻止運動の先頭に立ちました．「わが国に栄養問題がなくなったのではなく，むしろ，国民の栄養状態は多様化し，複雑化したのであり，栄養改善活動はもっと進めるべきだ」というのが反対理由でした．食生活の欧米化が進み食生活が豊かになるにつれて，過剰栄養による肥満とその合併症としての成人病（当時の呼称，現在の生活習慣病）が社会問題化しはじめていたのです．結局，栄養士は生活習慣病対策の担い手として，今後ますます重要になるとの主張が認められ，栄養士法廃止案は廃案となりました．

③ 栄養改善から健康増進へ

　1952年，国民の健康・体力の向上を図る目的で，法律第248号をもって「栄養改善法」が公布，施行されました．栄養改善法には，①国民栄養調査，②栄養相談所，③都道府県による専門的栄養指導，④栄養指導員制度，⑤集団給食施設の栄養管理，⑥特殊栄養食品，⑦栄養表示，などが記されています．そして，その後，国の方針は栄養改善から健康づくりに移り，2003年，新たな「健康増進法」へと変更されました．

　健康増進法は，国が進める第一次，第二次の健康づくり対策や健康日本21など，種々の健康づくり対策に法的な基盤をもたせるために必要でした．主たる内容として，①国民・国および地方公共団体，健康増進事業実施者の責務，②都道府県の健康増進計画，③国民健康・栄養調査の実施，④市町村による生活習慣病相談などの実施，⑤都道府県による専門的栄養指導，⑥栄養指導員，⑦特定給食施設における栄養管理，⑧栄養表示〔特別用途表示の部分と，誇大表示の禁止（第31条）の部分〕，などが盛り込まれています．従来いわれてきた成人病のような過剰栄養・運動不足などの生活習慣の歪みが発症の要因となる慢性疾患が生活習慣病と定義され，その予防を目的に行われる健康づくり対策の一環として，栄養改善活動が実施されることになりました．

用 語 解 説

● 公益社団法人日本栄養士会

　日本栄養士会は，管理栄養士・栄養士によって構成される公益活動を目的とした団体です．1945（昭和20）年5月に日本栄養士会の前身である大日本栄養士会として設立され，1959年11月に法人化されました．栄養士会では，栄養や食生活の改善に関する啓発活動のほか，管理栄養士・栄養士に対する教育，研修，さらに地位向上のための政策活動などを行っています．現在，会員数は約5万人で世界最大の栄養士会となり，アジア地域のリーダー的役割を担っています．

3）管理栄養士制度と期待される活動

① 管理栄養士制度のスタート

　日本人の栄養状態・健康状態が変化するなかで，食料不足による栄養失調を解決できる能力だけではなく，より高度の知識や技術を有する栄養士が必要となりました．そこで1962年，栄養士法の一部改正により新たに「管理栄養士」制度がスタートしました．食生活の欧米化による肥満やそれに伴う生活習慣病の増大に対して，これらを予防する指導者として期待されたのです．

　当初，栄養学科が徳島大学，女子栄養大学，東京農業大学などに設置されました．1967年には19校がはじめて管理栄養士養成校として指定され，以後多くの学校に新設されていきます．しかし，管理栄養士は，「栄養士にできない複雑，困難な業務をする者」として位置づけられたことや免許制ではなく登録制であったこともあり，実際には何をする専門職なのか不明確のままで年月が過ぎていってしまいました．

② 栄養問題の複雑化，多様化，個別化

　21世紀を前に，栄養問題はますます複雑化，多様化しました．食生活の簡便化・欧

米化に伴い，肥満や生活習慣病が拡大する一方で，逆に若年女子を中心としたダイエットによる極端なやせや貧血による低栄養障害が見られるようになりました．また，1970年代以降，欧米諸国で指摘された傷病者や高齢者に見られる低栄養障害がわが国でも見られるようになったのです．病院や福祉施設に入院・入所し，栄養士が作った食事を食べている傷病者や高齢者のなかから，高頻度に低栄養障害者が出現したのです．このような状態が放置されると，手術や薬物療法の治療効果が低下し，要介護度は増大し，さらに入院日数も増加し，結局，医療費や介護費を増大させることが分かってきました．

つまり，わが国の栄養問題は，戦前・戦後に見られたような食料不足や不適正な食品選択による単純な低栄養障害ではなく，中高年者に見られる過剰栄養と，若年女子や傷病者，高齢者に見られる低栄養が混在し，さらに食生活の変化により，複雑化，多様化してきたのです．

③ 個々の人間の栄養状態改善に取り組む

1999年，来るべき21世紀に栄養学・管理栄養士はどのようにすれば社会に貢献できるのかを課題に，「21世紀の栄養学，管理栄養士等のあり方検討委員会」が厚生労働省に設置されました．この委員会では約1年間にわたり，多様な分野の代表による広範囲な議論が行われ，その結果，検討委員会は，「管理栄養士は，人間栄養学に基づいた個々の人間の栄養状態を改善するためのマネジメントシステムを導入した対人業務を行うべきである」と結論づけました．つまり，多様な栄養状態をもつ対象者に対して栄養状態の評価・判定を行い，適正な食事，栄養補給，さらに栄養教育を計画・実施して，その経過のモニタリング，結果の評価と新たな課題への取り組みを行い，徐々に栄養状態を改善するシステムの導入が掲げられたのです．栄養学の教育，研究もこの目的に従って実施すべきであるとされました．

この報告を受けて2000年，栄養士法の一部改正が行われ，管理栄養士が登録制から免許制になり，受験資格の見直しが行われ，管理栄養士の新たな定義と業務が明確にされました（表2-5）．従来からの調理・献立と一般的な栄養指導は栄養士が，対象者の栄養状態の評価・判定に基づいた栄養管理および指導は管理栄養士が行うこととなり，業務の明確化が図られました．したがって，医療や福祉においては，管理栄養士はベッドサイドでの業務が中心となり，医療においては「栄養管理加算」や「栄養サポートチーム加算」につながる業務を多職種協働で行うことになりました．

現在，このようなチーム医療のあり方が活発に議論され，2010年に出された厚生労働省の医政局長通知「医療スタッフの協働・連携によるチーム医療の推進について」に

表2-5 管理栄養士の定義

> 管理栄養士とは，厚生労働大臣の免許を受けて，管理栄養士の名称を用いて，傷病者に対する療養のため必要な栄養の指導，個人の身体の状況，栄養状態等に応じた高度の専門的知識および技術を要する健康の保持増進のための栄養の指導，特定多数人に対して継続的に食事を供給する施設における利用者の身体の状況，栄養状態，利用の状況等に応じた特別の配慮を必要とする給食管理およびこれらの施設に対する栄養改善上必要な指導等を行うことを業とする者をいう．

（栄養士法第1条より）

表 2-6 医療スタッフの協働・連携によるチーム医療の推進について

管理栄養士
　近年，患者の高齢化や生活習慣病の有病者の増加に伴い，患者の栄養状態を改善・維持し，免疫力低下の防止や治療効果及び QOL の向上等を推進する観点から，傷病者に対する栄養管理・栄養指導や栄養状態の評価・判定等の専門家として医療現場において果たし得る役割は大きなものとなっている．
　以下に掲げる業務については，現行制度の下において管理栄養士が実施することができることから，管理栄養士を積極的に活用することが望まれる．
　① 一般食（常食）について，医師の包括的な指導を受けて，その食事内容や形態を決定し，又は変更すること．
　② 特別治療食について，医師に対し，その食事内容や形態を提案すること（食事内容等の変更を提案することを含む）．
　③ 患者に対する栄養指導について，医師の包括的な指導（クリティカルパスによる明示等）を受けて，適切な実施時期を判断し，実施すること．
　④ 経腸栄養療法を行う際に，医師に対し，使用する経腸栄養剤の種類の選択や変更等を提案すること．

（平成 22 年 4 月 30 日付厚生労働省医政局長通知）

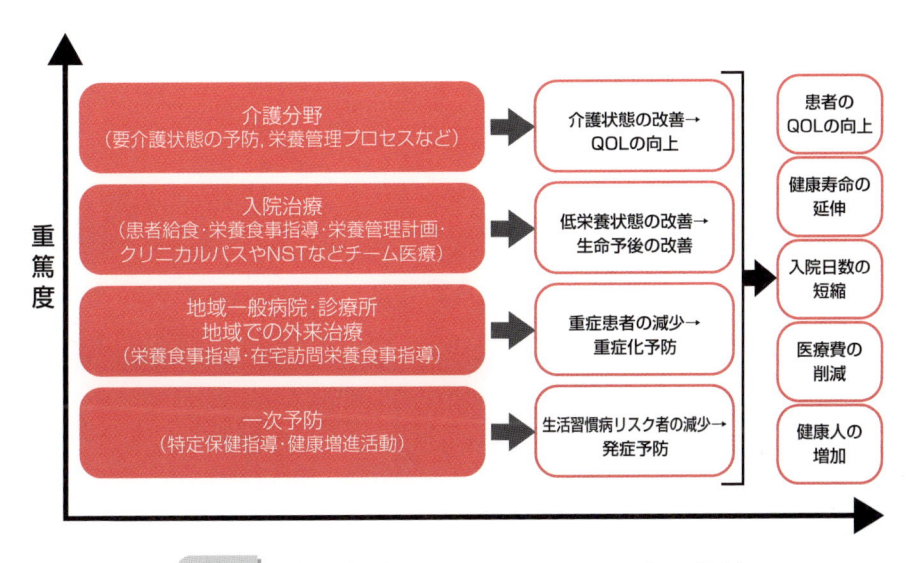

図 2-8 栄養と食（Nutrition&Dietetics）の役割

は，管理栄養士の役割が明記されています（表 2-6）．それによると，医師の包括的な指導を受けて，一般食の内容や形態を決定し，または変更，特別治療食の提案，栄養指導の適切な実施時期を判断，経腸栄養剤の種類の選択や変更等の提案など，医療行為にかなり踏み込んだ内容になっています．福祉の領域では，2005 年の介護保険法の一部改正の際に，「栄養マネジメント加算」が新設され，さらに，生活習慣病の一次予防対策としての特定健診・特定保健指導にも管理栄養士は参画することになりました．
　以上のことから，日本栄養士会は，病気の一次予防である保健，二次予防としての医療，三次予防としての介護を病気の重症度として表現し，それぞれの段階における管理栄養士の役割，目的，さらに期待させる成果を整理し，グランドデザインとして提示しています（図 2-8）．

第3章

地球レベルでの栄養の課題と取り組み

学習到達ポイント

❶ 世界および日本における食料需給の現状と課題を，世界の人口・環境・健康の点から説明できる．
❷ 世界の過栄養・低栄養の分布ならびに頻度を把握し，課題解決のための国際的枠組み・取り組みについて理解する．
❸ 諸外国と日本における管理栄養士制度（養成制度など）とその活動を知ることにより，社会に期待される管理栄養士とは何かを理解する．

1）世界および日本における食料需給の実態と今後の展望

① 健康問題と食料

　地域で暮らす人々の健康問題を考える時，地球レベルのグローバルな視点で捉える必要があります．健康を保持・増進するためには，質と量において適切なエネルギー，栄養素の摂取が必要であり，それには食料の安定的確保が大前提となるからです．

② 世界の人口と食料

a）世界人口の増大と格差

　人間は体の成長・維持のために食料資源を利用します．この食料資源は有限です．そのため，人間の数を表す人口の動向を知っておくことが食料問題を考える際の出発点となります．

　世界人口は，第二次世界大戦（1939〜1945年）までは増加率が年1％を超えたことはありませんでした．しかし，大戦後は急激な人口増加（人口爆発）に転じました．図3-1は国連経済社会局人口部が発表した「世界人口推計2019年版」から，世界人口の推移と将来予測を示すデータです．1950年に25億人であった世界人口は，2000年には61億人となり，2019年（現在）の77億人から，2030年には85億人，2050年には97億人，2100年には109億人へと増大するという推計がなされています．

　この人口増加は，地域によって状況が異なっています．2019年から2050年にかけての人口増加率は，サハラ以南アフリカでは99％（ほぼ倍増）であり，オーストラリアとニュージーランドを除くオセアニア56％，北アフリカ・西アジア46％，オーストラリアとニュージーランド28％，中央・南アジア25％，ラテンアメリカ・カリブ18％，東・東南アジア3％，欧州・北米2％となっています．このように，人口の増大は，開発途上地域によるものが大きくなっています．一方で，世界人口全体の増加率は縮小を続けており，21世紀の末ごろには，ほぼ110億人でピークに達する可能性があると報告さ

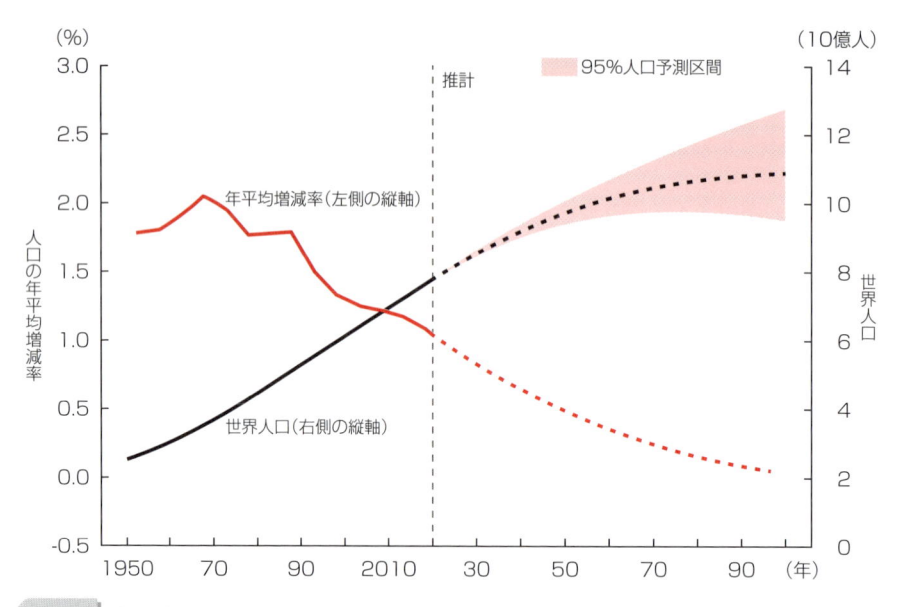

図 3-1 **世界人口の年平均増減率の推移** (United Nations, Department of Economic and Social Affairs: Population Division (2019). World Population Prospects 2019 より)

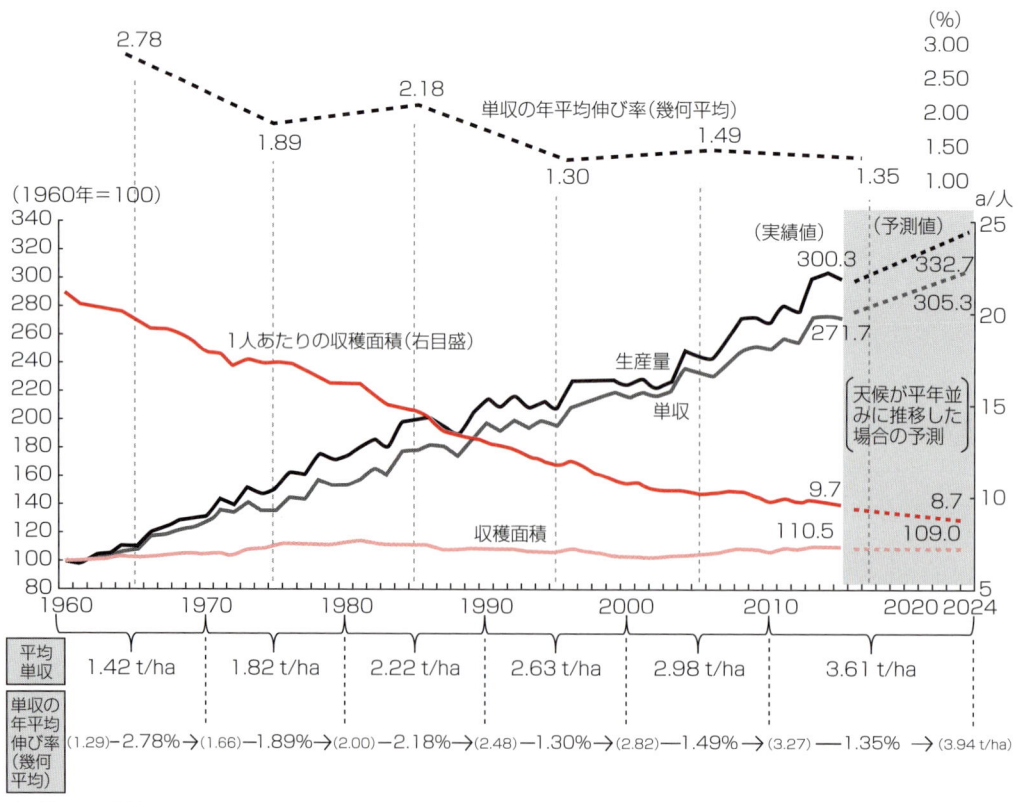

図 3-2 **世界の穀物生産量，単収などの推移** (農林水産省：国際的な食料需給の動向と我が国の食料供給への影響より)

注：グラフの数値は，2014年までは実績値，2015年は見通し，2016年から2024年までは予測値．単収の年平均伸び率の（　）は2024年を除き，3年平均単収である．

54　第 3 章　地球レベルでの栄養の課題と取り組み

れています.

b) **食料の増産と飢餓**

　食料の供給についてはどのようになっているでしょうか. 歴史的経緯を見ると, 1940年代から研究されていた高収量品種開発, 導入の成功（いわゆる緑の革命）, 農業技術の進歩によって農作物の収穫量が大きく増え, 開発途上国の食料危機を救いました. しかしながら, 同時に農薬・化学肥料の多用による環境汚染問題, 先進国と開発途上国間の社会経済的格差の増大など, 負の側面を指摘する声も出ています. 双方の立場の意見に耳を傾けながら, これから人類は食料資源をどのように確保していくのか, 環境との調和はどうあるべきなのかを真剣に考えていく必要があります.

　図 3-2 は 1960 年から 2024 年までの穀物の生産量, 収穫面積等の状況を見たものです. 1960 年の生産量を 100 とした場合, 2015 年は 300 であり, ほぼ 3 倍に増えています. 収穫面積がほぼ同じであること, 人口は前述のとおり増え続けていることと合わせて考えると, 単位面積あたりの収量（単収）の増加によって人口増に伴う消費量の増加分が確保されているということが分かります. しかしながら, 単収の伸びは 1980 年代以降, 鈍化しています. また, 農作物の生産量は干ばつや洪水などの天候不順といった要因によって毎年変動します. したがって, 穀物の期末在庫率をある程度確保しておくことが食料安定供給の点から大切となります. この期末在庫率が近年, 減少傾向にあり, 2015 年の 22.9％が 2024 年には 17.0％まで減少することが予想されています.

　図 3-3 は世界の栄養不足人口の推移を見たものです. 現在も世界の約 8 億人を超える人々が栄養不足に苦しんでいます. 栄養不足の人々は開発途上国に多く見られます. 国際連合（国連）食糧農業機関（Food and Agriculture Organization; FAO）のフードバランスシートから見た 1 人 1 日あたりのエネルギー供給量（2009～2013 年の平均）は, 米国やフランス, ドイツなどのように 3,500 kcal/日を超える国もあれば, アフリカのザンビアのように 2,000 kcal/日に達しない国もあります. このように世界的に見た場合, 国や地域によってアンバランスな状態が続いています.

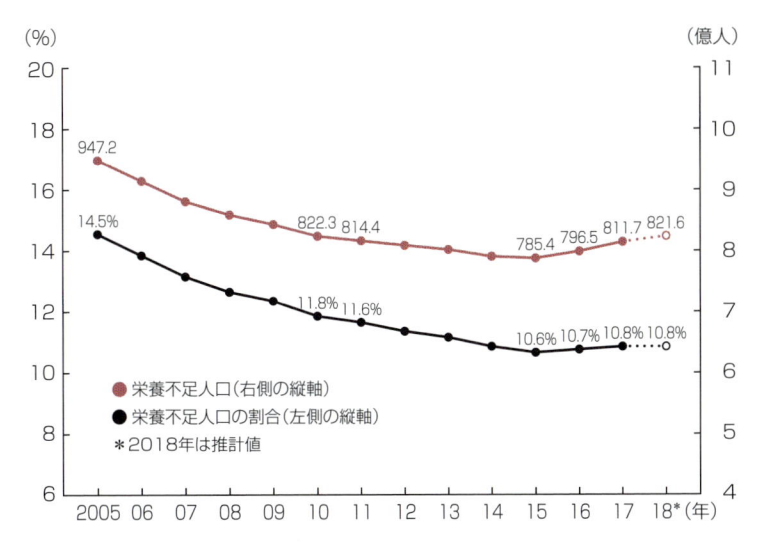

図 3-3 世界の栄養不足人口の推移（FAO : The State of Food Security and Nutrition in the World 2019 より）

栄養不足人口については，2015年までは減少が続いていましたが，2016年以降は上昇に転じ，現在では2010年や2011年の水準に戻ってきています．「世界の食料安全保障と栄養の現状」報告書（2018年版）では，その序文でFAO，IFAD（国際農業開発基金），UNICEF（国際児童基金），WFP（国連世界食糧計画），WHO（世界保健機関）の各機関の長が共同の警告を発しています．警告の内容は，降雨パターンや作物生育期に影響を及ぼす気候変動，干ばつや洪水などの極端な気象現象が，紛争や景気後退とともに飢餓増加の主要因の一つになっているとし，「食料不安やさまざまな形態の栄養不良の憂慮すべき増加の兆候は，食料安全保障と栄養改善に関するSDGsの目標達成に向け，『誰一人取り残されない』ようにするためには，依然として相当の努力が必要である」というものです．多くの開発途上国においては，干ばつなどの自然環境要因，長期の紛争・内戦による政情の不安定，国民の難民化などから来る食料生産活動の停滞，これらに続く不安定な経済状態といった社会経済的な要因によって貧困，飢餓が撲滅されることなく，根強く続いていることが分かります．

c) **食料需給の今後**

食料需給の見通しについては，FAO，経済協力開発機構（Organisation for Economic Co-operation and Development；OECD），米国農務省，農林水産省などが分析した中長期的な見通しの結果がそれぞれの機関から公表されています．FAOでは，世界の穀物の生産量と需要量が2050年には3億トンを超え，開発途上国では東アジア地域において需要量の増加率が生産量の増加率を超える見込みであることを指摘しています．また，わが国の農林水産省（農林水産政策研究所）が公表している「世界の食料需給見通し」では，2024年に向かっての穀物等の需給見通しとして，①バイオ燃料原料用穀物需要の伸びは鈍化する，②新興経済国および途上諸国を中心として，所得向上による肉類消費量の増加に伴う飼料用需要が増加する，③人口増による食用消費が増加する，ことを報告し，穀物消費量は増加する見通しであるとしています．このように，これからも世界的に食料需要が伸びることが予想されます．

地球上で暮らしているのは，人間だけではありません．地球温暖化，砂漠化，異常気象など，食料生産に影響を及ぼす自然環境の好ましくない変化は，人間の生命活動だけではなく，すべての生物に対し深刻な影響を与えます．これらの原因は，われわれ人間の社会活動にあるといっても過言ではありません．食料需要は伸びていきますので，食料の増産は今後も必要でしょう．しかし，自然を無視した手法では，誰も幸せになることはできません．

③ わが国の食料需給

わが国の食料需給の状況は，FAOのフードバランスシート（食料需給表）作成の手引きに準拠し，農林水産省で作成されている食料需給表によって把握されています．これは，食料需給の全般的動向，栄養量の水準とその構成，食料消費構造の変化などを把握するために，わが国で供給される食料の生産から最終消費に至るまでの総量を明らかにしたものです．また，国民1人あたりの供給純食料および栄養量も計算されており，食料自給率算出の基礎としても活用されています．ここで算出される食料自給率とは，国内の食料消費が国産の食材でどの程度賄われているかを示すもので，カロリーベース

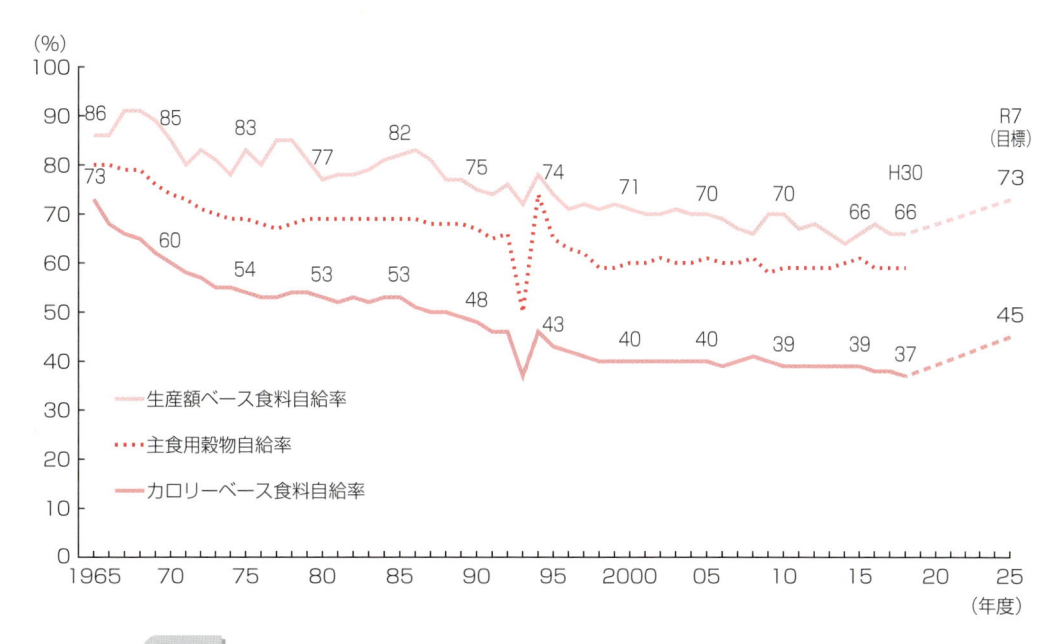

図 3-4 わが国の食料自給率の長期的推移（1965〜2018 年と目標値）
（農林水産省：食料需給表より．2018 年度のデータは概算値）

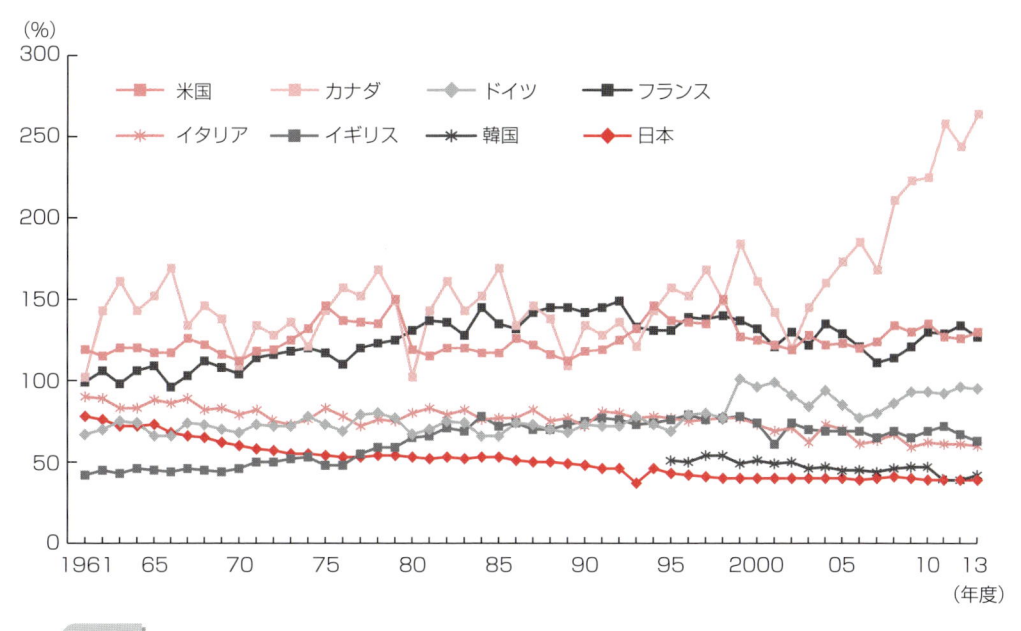

図 3-5 各国の食料自給率（カロリーベース）の推移（1961〜2013 年）
（日本は農林水産省「食料需給表」，その他の国については FAO"Food Balance Sheets"等をもとに農林水産省試算）

と生産額ベースで総合食料自給率が，重量ベースで品目別自給率が算出されています．

図 3-4 はわが国の食料自給率の推移を示しています．カロリーベース食料自給率を見ると，1965 年の 73％から徐々に低下し，近年では 40％前後のおおむね横ばい傾向となっています．2019 年 8 月，農林水産省によって公表された 2018 年度の食料自給率は

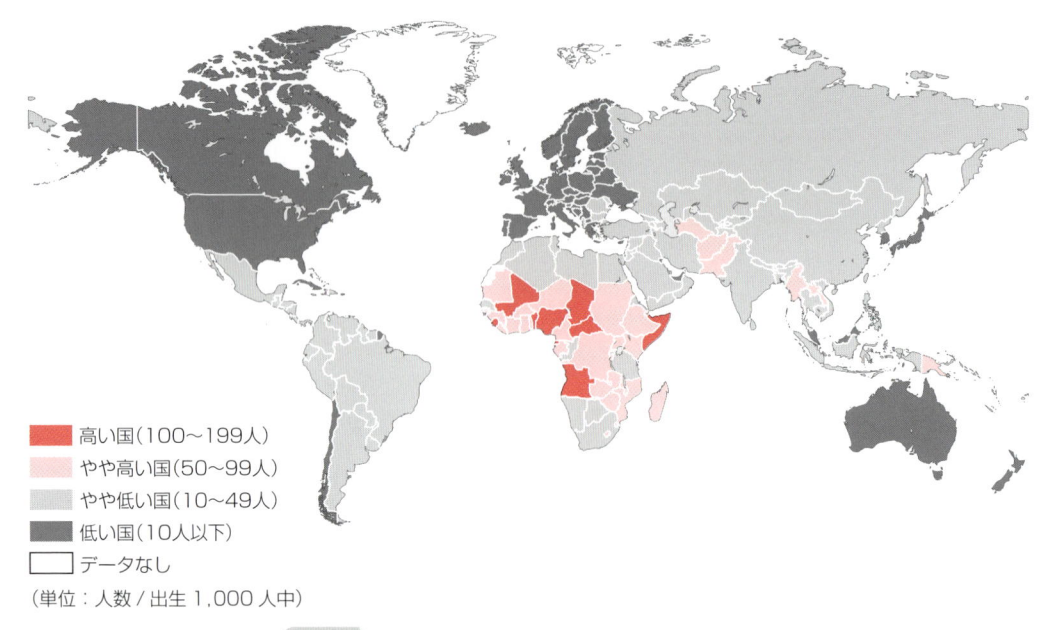

凡例:
- 高い国（100〜199人）
- やや高い国（50〜99人）
- やや低い国（10〜49人）
- 低い国（10人以下）
- データなし

（単位：人数／出生1,000人中）

図 3-6 国別の5歳未満児死亡率（2015年）

37%（概算値）であり，米の消費減少のなか，主食用米の国内生産量が前年並みとなった一方で，天候不順のため小麦，大豆の国内生産量が大きく減少したことなどから，近年ではもっとも低い値となっています．わが国と他の主な国々とを比較したものが図3-5で，これを見ると先進国中，もっとも低い水準となっていることが分かります．

このような食料自給率の長期的な減少，また，農業，農村を取り巻く環境の変化を踏まえ，1999年に食料・農業・農村基本法が制定されました．2015年3月には「新たな食料・農業・農村基本計画」が策定され，食料自給率の向上を食料安全保障と捉え，2025年の目標を45%（カロリーベース）として設定しています．計画では，生産面からは，担い手の確保，経営所得安定対策など，消費面からは，食品の安全確保，食育の推進，「和食」の保護・継承などの施策が進められます．2005年に制定された食育基本法でも，これらの背景と対策の重要性を認識した活動となるよう施策の推進が図られています．

今後，わが国では，限られた食料資源を大切に利用することがこれまで以上に求められる時代となります．自然への感謝，生産者をはじめとする食料に関わる人々への感謝を忘れてはなりません．

2) 今，世界の栄養状態はどうなっているか

① 栄養状態が著しく悪い国が多い

図3-6は世界各国について「5歳になる前に命を失う子どもの割合」（5歳未満児死亡率）の高低で色分けした地図です．出生児1,000人中200人以上という非常に高い国，70〜99人とやや高い国が目立つようにマークされていますが，ほとんどがサハラ砂漠以南のアフリカ，東南アジア，南アジアとその近隣に集中している様子が分かります．

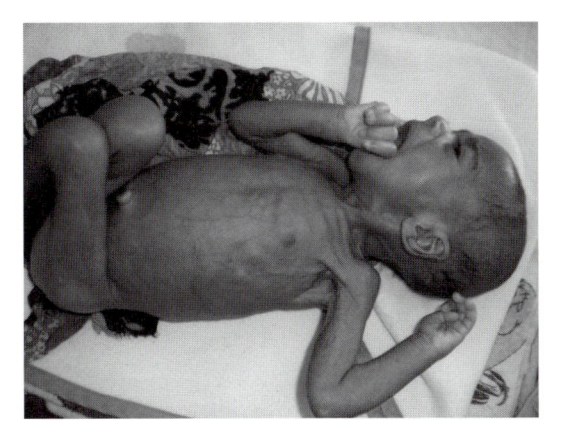

図 3-7 ユニセフの栄養治療センターに入院したソマリアの 1 歳児
(ユニセフソマリア支援センター保健・栄養・水衛生部長　国井　修医師撮影)

　これらの国々は，後述するような多くの理由により，栄養状態が著しく悪くなっています（図 3-7）．
　「ユニセフや WHO 等による死亡率推計に関する国連機関グループの発表（2016 年）」によれば，5 歳未満児死亡率（2015 年）は世界全体の平均で出生児 1,000 人あたり男児 44 人，女児 41 人です．しかしながら国によって著しい差があり，後発開発途上国は男児 78 人，女児 68 人に達します．日本は男児 3 人，女児 3 人でスウェーデンなどととも

ライフコース：原因の連鎖

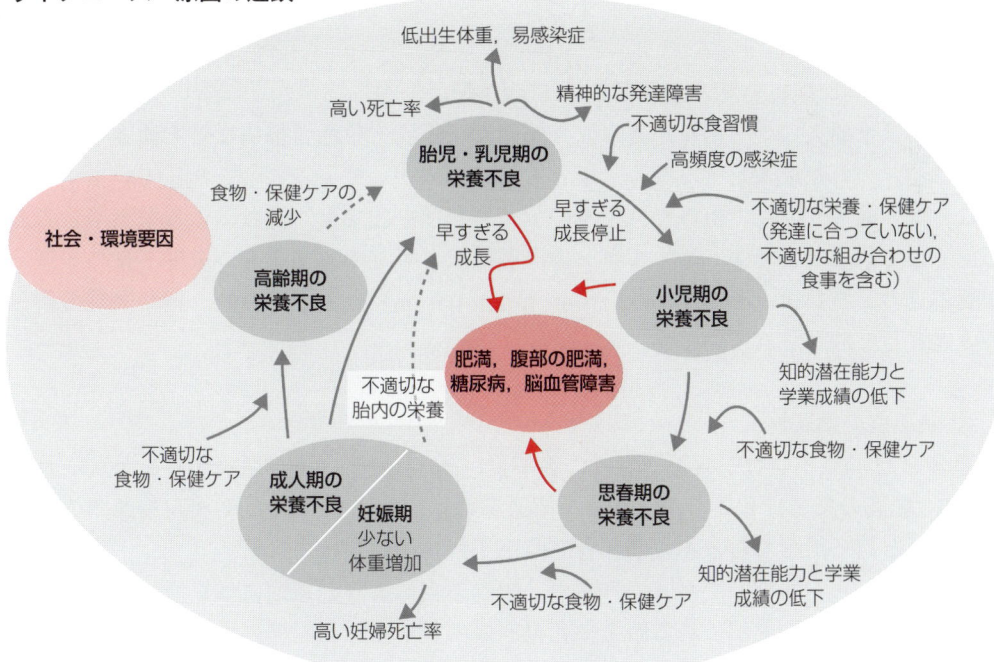

図 3-8 栄養不良はライフコースを通して循環する
(Darnton-Hill I, et al : Public Health Nutr, 7(1A) : 103, 2004 より)

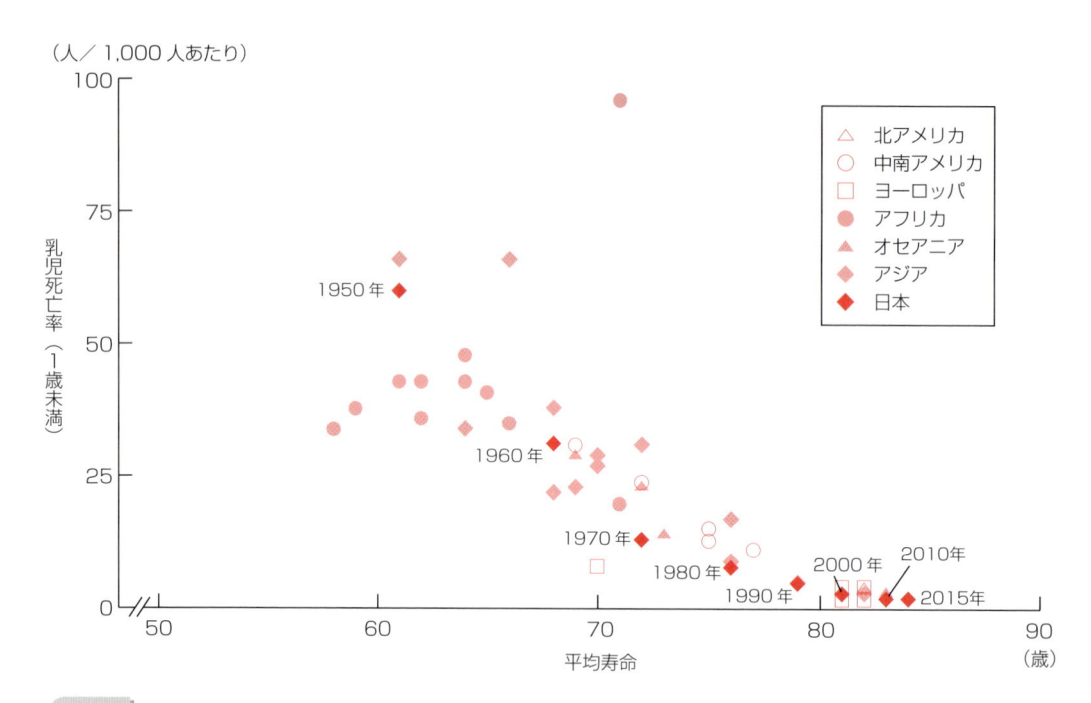

図 3-9　乳児死亡率と平均寿命
〔ユニセフ：世界子供白書（2016 年），厚生労働省：第 22 回完全生命表（2017 年），厚生労働省：人口動態統計年表（2017 年）より足立己幸作成〕

　日本のみ 1950 年から 10 年ごとの数値を示しています．以前の日本が，現在の世界の状況と比較してどの位置にあったか分かります．

に世界中で最低率を示す国の一つです．

② 飢餓率の高い国にも肥満者が多くなっている

　私たちは世界人口の 2 割を超える人々が過食・肥満・生活習慣病などで健康を害していること，それが成人だけでなく，子どもにまで広がっていることを知っています．驚くことは，図 3-6 で見た飢餓や低栄養の子どもが多い国でも，過食による栄養不良の人が出てきていることです．エネルギーの過剰摂取と不足の両面をもつ栄養不良の状態は栄養不良の二重負荷（double burden on malnutrition）と名づけられ，国際栄養の新しい課題として注目されています．

③ 栄養不良の循環性

　図 3-8 は，ライフコースを通して栄養不良（malnutrition）が循環すること，それに加えて，肥満の多発にもつながる危険な循環を示しています．WHO 栄養政策部門のキーパーソンとして活躍する日本人研究者，西田千鶴博士が描きました．

　図の左下から右回りでたどってみます．栄養不良により妊娠期に体重増加が少ない人が出産すると，図の上部にある胎児や乳児期の栄養不良，小児期の栄養不良，思春期の栄養不良につながっていきます．さらに成人期の栄養不良が生じるとともに，妊娠期の栄養状態も悪化することでまた次世代の胎児・乳児の栄養不良へと循環していきます．循環の各段階でさまざまな要因が加わり栄養不良，特に低栄養の深刻さが進んでいきま

す．一方で，中央にある肥満症，腹部肥満，糖尿病や脳血管疾患などの生活習慣病へとつながる可能性も示されています．

　これらの結果，循環図の外側に向かう矢印が示すように，高い妊婦死亡率，低出生体重児，精神的な発達障害がある，知的潜在能力が低い，学業成績が悪いことなどにつながります．したがって，子どもの栄養不良についてライフコース全体で捉え，この深刻な状態から抜け出るためにどこを断ち切らなければならないか，どこなら断ち切ることができるかを考えて計画し，実行する必要があります．

　これらの悲しい循環性は，一生のはじまりに当たる乳児死亡率と最後に当たる寿命の数値にもはっきり現れています．図3-9の左上にある国は乳児死亡率が高く寿命（出生時余命）が短い，すなわち一生を通して健康水準が低い国です．アンゴラ共和国をトップに，アジアやアフリカ諸国が続きます．逆に図の右下にある国は乳児死亡率が低く寿命が長いという健康水準が高い国で，現在の日本はそのなかの一つです．

　この図で注目すべきもう1点は，日本が1950年代は全世界のなかほどに位置していましたが，着実に改善して，2000年には世界トップクラスになっていることです．世界各国の栄養や健康の専門家が，日本はどんな方法でこの目覚ましい改善を進めてきたのか，教えてほしいと質問してきます．

3）世界における栄養学上の課題と取り組み

① 栄養状態にはどんな要因や背景が絡んでいるのか

　後述する世界栄養宣言では，飢餓や低栄養の要因は①貧困，②教育水準の低さ，③性差や差別的慣習，④食料不足，⑤飲料水不足，⑥保健・教育・文化・社会サービスがないまたは適していない，⑦洪水・暴風雨・干ばつ・砂漠化などの自然災害，⑧戦争・侵略・内乱，などであると指摘しています．さらに，これらの問題に対する政策や経済対策の不適切さ，改善に関する基礎的・応用的研究の不十分さなどが複雑に絡み合って関係していること，またこれらが個人，世帯，地域，国，国際レベルと重層的に関係していることも見逃すことはできません．

② 国際的にどのような取り組みがなされているか

a）世界栄養宣言をベースにして広がる多様な栄養改善活動

　1992年，FAOとWHOの共催による国際栄養会議がローマで開催されました．世界中のすべての国から公式の代表団が一堂に集まり，栄養改善・向上のための行動計画と宣言文である世界栄養宣言（World Declaration on Nutrition）が批准され，実践へと踏み出したのです．

　基本的なコンセプトは「栄養学的に適切かつ安全な食物へのアクセスは，一人ひとりの権利である」とし，一方，「世界全体としての食料は量的にはおおよそ足りているが，不平等な分配という重大な問題がある」としています．栄養改善とは，人権としての食を実現するために，不平等な食物の分配を是正していくことをめざすことといっても過言ではありません．

　進め方の特徴は，各政府間，国際機関間，非政府組織間，民間機関間，地域社会間や

個人間で，これらの枠を超えた，より確かな協力関係を構築しつつ，一方で各国がそれぞれに達成可能で，評価可能な独自の目標を備えた行動計画を策定し，実行することにあります．

具体的な一つの例が，各国の「食生活指針」(food-based dietary guidelines) の策定と実践です．日本も 2000 年に，厚生省・農林水産省・文部省（当時の呼称）が「日本人のための食生活指針」を策定し，その後に実践ツールとしての「食事バランスガイド」が作られ，食育のネットワークで全国普及が進められてきました．

このほか，各国の食生活指針の一部は FAO のホームページなどで見ることができます．指針で取り上げている項目や強調点，使用している指標や表現法にその国の栄養問題や食文化の特徴が表れています．しかし，現実には財政や人材面の問題を抱え，栄養調査を含む栄養アセスメントや目標設定を検討できない国も少なくないので，WHO などが研修会やワークショップ開催などの技術支援を重ねた結果，全世界のほぼ 9 割が自国の食生活指針を策定し，栄養活動を進めていると報告されています．

2014 年 11 月にふたたびローマで，世界 170 か国以上の参加による第 2 回国際栄養会議（Second International Conference on Nutrition）が開かれました．1992 年の世界栄養宣言のコンセプトや内容の再確認を行い，世界中すべての人の栄養不良を撲滅する方向で，より踏み込んだ，より具体的な「ローマ宣言」とその実現に向ける「行動のための枠組み」を議決し，全世界に公表しました．「栄養学的に適切で安全な食物へアクセスできることは一人ひとりの権利である」を基盤に，包括的で持続可能な発育や健康のために，複合的で多様な挑戦が必要であることなどを明記しています．

「ローマ宣言」と行動の枠組みを共有する国際的な動きを踏まえて，2016 年 4 月の国連総会で，2016 年から 2025 年を国連「栄養のための行動の 10 年」(A Decade of Action on Nutrition for 2016-2025) とすることが採択されました．

b) 「国連ミレニアム開発目標」から「持続可能な開発目標」，実現の基本課題と栄養・食の位置づけ

2000 年 9 月に，2015 年を達成期限として，国際社会が取るべき世界の優先課題解決を共通の行動目標とする「国連ミレニアム開発目標」（Millennium Development Goals）が宣言されました．

開発目標の 8 項目のうち，極度の貧困と飢餓の撲滅，乳幼児死亡率の引き下げ，妊産婦の健康の改善，さらに環境の持続可能性の確保の達成などのサブ項目や具体的な活動内容に，人間の尊厳を重視し，地域性を活かした栄養・食からの改善が位置づけられています．特定の栄養素摂取を補充する，または量的に多くすることのみを目標とするのではなく，人間開発，そのための地域・環境づくりの視野での栄養改善の重要性が示され，世界各地での努力が重ねられました．

およそ 15 年間の実績を踏まえて，2015 年 9 月に国連持続可能な開発サミットで「持続可能な開発目標」（Sustainable Development Goals; SDGs）が採択され，いま全世界的に，それぞれの優先課題や特徴を活かした行動が始まっています．17 の目標から構成され，どれも栄養や食と深くかかわっている内容です（図 3-10）．特に，目標 2（飢餓の撲滅，食料安全保障，栄養改善の達成，持続可能な農業の推進）と目標 3（すべての人の生涯にわたる健康な生活の保障と幸福度の向上）は栄養や食を中核にした内容で

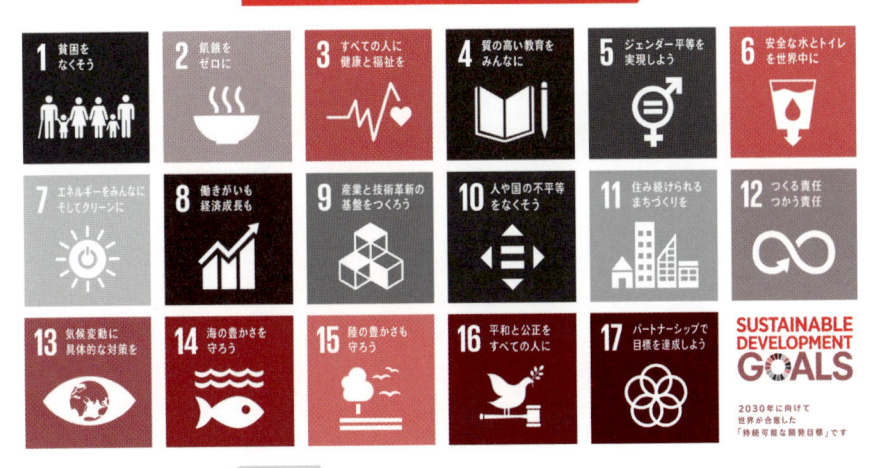

図 3-10　持続可能な開発目標（SDGs）

す．
　こうした国際的動向を踏まえ，特に人間の尊厳と環境重視のなか，21世紀の栄養教育・栄養改善は次のように捉えられます．「人々がそれぞれの生活の質（QOL）と環境の質（quality of environment；QOE）のよりよい持続可能な共生をめざして，食の営みの全体像（食の循環）を理解し，その視野・視点で食生活を実践し，かつ可能な食環境づくり・仲間づくりを進める力（食生活力）を育てるプロセスである．これは教育的アプローチと環境的アプローチの統合，さらに環境的アプローチはフードシステムと食情報システムの両側面の統合が必要である」（足立己幸，2004）．

③ 日本人として，また管理栄養士として，私たちは何をしなければならないか

　図3-9で見たように，日本は今，世界トップクラスの健康水準です．しかもここ60年ほどの短期間に飛躍的な改善をしてきた実力に，他の国々，欧米諸国も開発途上国の人々も注目しています．
　しかし，この数値は国民全体の平均値です．現実には肥満者（BMI 25以上）が20歳以上の男性のほぼ30％を占め，40歳代では36％以上です．一方で20歳以上の女性のほぼ10％はやせ（BMI 18.5未満）で，20歳代は20％以上です．また，日常的な孤食（一人で食事を食べること）の頻度が多い子どもたちに肥満傾向とやせ傾向が多い現状から，開発途上国の新しい問題点である栄養不良の二重負荷が日本人にも当てはまる心配があります．これらについて十分な改善を進めつつ，他の国々には歴史的な実績のある日本型食生活の特徴とその形成について，科学的根拠を示しながら発信する責務を負っているように思います．
　2011年3月11日に全世界を震わせた東日本大震災・福島原発事故などによる食環境の壊滅的な変化のなかで，「一人ひとりの安全で栄養的に望ましい食物へのアクセス」をどう保障するか，それを可能にする地域・環境づくりを進める連携やネットワークの

なかで，専門性を発揮できる管理栄養士が求められている，といえましょう．

生活全体のなかの栄養・食，地域全体のなかの栄養・食，国や地球全体の視野で専門性を発揮できる，暖かい，マインドのある管理栄養士が国内外から求められているのです．

4）諸外国の管理栄養士・栄養士の養成とその活動

① 国際栄養士連盟

管理栄養士・栄養士（以下，本項では合わせて「栄養士」とします）の定義，業務内容や活動分野は国によって異なっており，その養成制度にも違いがあります．栄養士が国際交流を深め，専門性を向上させるために1952年に設立された国際栄養士連盟

表 3-1 栄養士の基礎教育の最低基準と教育期間

基礎教育の最低基準	数（か国）	教育期間（最低年限）	数（か国）
修士号	4	5	4
学士号	35	2.5	1
		3	10
		3.5	1
		4	21
		5	2
学士号なし	1	2～3	1
国内に基礎教育機関なし	2		

国際栄養士連盟（ICDA）の調査報告（2012年）．加盟国41か国の回答，複数回答あり．
(ICDA : Dietitians around the world. Their education and their work. 2012 より．
http://www.internationaldietetics.org/Downloads/2012-ICDA-Education-Work-report.aspx）

表 3-2 臨地実習の必修時間

必修期間数	か国
5 週未満	5
5～10 週	1
11～20 週	10
21～30 週	10
31～50 週	5
50 週以上	2
大学間で異なる	2
実習なし	3

実習500時間（14週）未満は2008年調査では30％であったが，2012年調査では14％に改善した．
（出典は表3-1と同じ）

表 3-3 米国の栄養士の資格・取得条件

資　格	条　件
登録栄養技士 Nutrition and Dietetic Technicians, Registered (NDTR)(DTR)	ANDのACEND認定ダイエットプログラムのある短大で，准学士号を取得（450時間以上の臨地実習を含む）し，CDRの認定試験を受験，CDRに登録，5年ごとに更新（50単位）
登録栄養士 Registered Dietitian Nutritionists (RDN)(RD)	ANDのACEND認定の栄養教育プログラムまたは栄養学コーディネートプログラムのある大学・大学院で学士号以上を取得し，1,200時間以上のACEND認定インターシップを履修，CDRの認定試験，CDRに登録，5年ごとに更新（75単位）

AND（Academy of Nutrition and Dietetics）：米国栄養士会（2012年にADAから名称変更）
NDTR, RDN：ANDが2013年に，「すべての栄養士は栄養学を専門としているが，すべての栄養学者は栄養士とは限らない」ことから，DTRやRDの代わりに任意にNDTR, RDNを使用するとしました．
ACEND（Accreditation Council for Education in Nutrition and Dietetics）：ANDの栄養学教育資格認定委員会（米国教育省認可．2012年にCADEから名称変更）
CDR（Commission on Dietetic Registration）：ANDの栄養士登録委員会

(International Confederation of Dietetic Associations；ICDA）では，「世界の栄養士の標準化」をめざしています．第14回国際栄養士会議（2004年）で，ICDAは，栄養士教育・養成の最低基準として，①学士号であること，②最低500時間は指導体制の整った専門的な臨地実習を行うこと，という目標を採択し，2014年にはこれを国際基準の一つとしました．

ICDAは，43の加盟国および地域を対象として，栄養士養成制度や卒後教育，業務

もっと知りたい人への推薦図書・Web

1) 末松広行：食料自給率の「なぜ？」〜どうして低いといけないのか？〜．扶桑社，2008．
   農林水産省で食料安全保障に関わっていた著者によって書かれた本です．先進諸国のなかでもっとも低いわが国の食料自給率（カロリーベースで40％：2009年度）が与える影響について，世界の食料事情・人口問題との関連で紹介しています．

2) 鈴木宣弘，木下順子：食料を読む．日本経済新聞出版社，2010．
   さまざまな要因が複雑に絡み合う現代の食料危機について，その問題や解決のポイントは何かを食料問題の専門家が分かりやすく解説しています．世界の食料事情も概説されており，日本の食料問題を考えさせる1冊です．

3) アマルティア・セン，著（黒崎　卓，山﨑幸治，訳）：貧困と飢餓．岩波書店，2000．
   原著は1976年ごろに国際労働機関（International Labour Organization；ILO）向け報告書として書かれたものですが，飢餓の構造に関する理論的研究の古典となって，多くの人に読まれています．少し難解ですが，読み進めるうちに面白さが広がってくるでしょう．

4) ジャン・ジグレール，著（たかおまゆみ，訳．勝俣　誠，監訳）：世界の半分が飢えるのはなぜ？　ジグレール教授がわが子に語る飢餓の真実．合同出版，2003．
   飢餓問題の研究で知られるスイスの社会学者が，世界の人々が飢えている理由を息子の質問に答えるという対話形式で分かりやすく解説しています．

5) 国際連合（国連）のホームページ
   基本的で重要な最新情報を分かりやすく紹介しています．それぞれの刊行物で必要な内容を見ることもできます．日本語版だけでなく英語版を見ると，全世界について具体的な状況が分かります．英語を母国語としない国々の人にも分かりやすいように工夫されているので，挑戦するとよいと思います．世界保健機関（http://www.who.or.jp/），国連食糧農業機関（http://www.fao.or.jp/），国連児童基金（http://www.unicef.or.jp/），国連人口基金（http://www.unfpa.or.jp/），国連開発計画（http://www.undp.or.jp/）

6) 奥田豊子，春木　敏，曽根良昭，山口英昌，編：管理栄養士コースで学ぶ〜キャリアデザインのために〜．同文書院，2007．
   管理栄養士の資格取得やステップアップをめざす人が，管理栄養士としてのキャリアデザインを考えるための本です．管理栄養士コースで学ぶ内容，管理栄養士の役割，管理栄養士を支える基礎科学の紹介や，種々の職域で活躍する管理栄養士が，現場での苦労や，やりがいのある職業観などを語っています．管理栄養士の資格取得後，海外で健康教育系の資格取得にチャレンジした経験談などもあります．

7) 国際栄養士連盟：http://www.internationaldietetics.org/
   ICDAは各国の栄養士会により組織されており，2015年現在43の国や地域が加盟しています．栄養士が交流を深め，専門性を向上させる目的で1952年に設立され，4年に1度国際栄養士会議が開催されています．会議では，栄養士養成制度，栄養教育および栄養士活動に関して検討しています．

8) 米国栄養士会：http://www.eatright.org/
   ANDは1917年に設立され，食品と栄養の専門家の世界最大規模の組織です．約10万人の会員のうち72％は登録栄養士です．栄養と食物に関する研究，教育を介して国の健康施策を遂行し，科学的根拠に基づく栄養情報を国民に提供し，国民の健康増進を進めています．

表 3-4 人口 10 万人あたりの栄養士数

人	国
5 未満	パキスタン，カリブ地域，ナイジェリア，インドネシア，ブラジル，台湾，メキシコ，インド，トルコ，フィリピン，イタリア，エルサルバドル，シンガポール，アルゼンチン，マレーシア，南アフリカ，香港，ハンガリー，ギリシャ，フランス，スロベニア，ドイツ
5～10	スペイン，ポルトガル，イギリス
11～15	オーストリア，スイス，ニュージーランド，フィンランド，キプロス，ルクセンブルグ，韓国，アイルランド，スウェーデン，カナダ，アイスランド，イスラエル
16～20	米国，オランダ，オーストラリア
31～35	デンマーク，ノルウエー
41 以上	日本

各国の栄養士会の会員数（最少アイスランド 45 人，1 万人を超えるのは，日本 52,049 人，アメリカ 73,163 人と 2 か国のみ）
(出典は表 3-1 と同じ)

表 3-5 米国の登録栄養士と登録栄養技士の職場

	登録栄養士 (%)	登録栄養技士 (%)
臨床栄養（急性期医療/入院）	30	41
臨床栄養（外来）	15	0
臨床栄養（長期ケア）	10	18
公衆栄養	11	9
食物栄養管理	12	18
相談事業	11	3
教育研究	6	1

ADA（当時）会員ほか栄養士として登録している約 8 万人を対象として調査し，登録栄養士 8,364 人と登録栄養技士 1,170 人が回答．
(Rogers D : Compensation&Benefits Survey 2007. J. Am. Diet. Assoc, 108 (3) : 416-27, 2008 より)

内容などについて調査を行った結果を報告しています（表 3-1，3-2）．教育期間は 2 年から 5 年，臨地実習の必須期間は 5 週間未満から 50 週間以上と，国により大きく異なっています．2008 年の同様な調査では，学士号なしで栄養士資格取得が可能な国は 5 か国でしたが，2012 年では日本 1 か国のみとなったことが報告されています．日本における管理栄養士の臨地実習は 4 週間にすぎません．ICDA の最低基準 500 時間は 14 週に相当し，その水準を満たしていない国は 2008 年には 30 ％でしたが，2012 年には 14 ％に減少し，改善したことを報告しています．

資格取得後も，専門知識や技術の向上のために，維持教育プログラムを必須とする国（14 か国），学会・セミナー・教育・研究などの継続的な専門教育を必要とする国（21 か国）など，生涯教育を必須としている国もあります．ICDA では，「栄養士とは，個人，集団，地域の栄養状態を最適にするために，食と栄養の科学を用いて，健康の増進，疾病の予防，治療をする専門職である」と定義しています．

② 米国における栄養士養成制度

世界的に栄養士の資格登録は国の監理下にあるものが多いです．米国で登録栄養士（Registered Dietitian Nutritionists；RDN）になるには，米国栄養士会（AND）の栄養学教育資格認定委員会（Accreditation Council for Education in Nutrition and Dietetics；ACEND）の栄養教育プログラムを 4 年制大学で履修し学士号取得後，ACEND 認定のインターンシップ（1,200 時間以上）を修了し，RDN 認定試験に合格する必要があります（表 3-3）．インターンシップでは，それぞれの専門分野の指導者から指導を受け，

RDNとしての必要な業務がすべて網羅できるように教育プログラムがマニュアル化されています．短大卒の登録栄養技士（Nutrition and Dietetic Technicians, Registered；NDTR）の教育内容や業務内容はRDNとは異なるので，実務経験を積んでもRDNにはなれません．

RDNもNDTRも5年ごとに所定の単位を取得し，資格を更新する必要があります．NDTRの約70%は短大卒ですが，RDNの約50%は大学院修了者です．栄養サポートチーム（NST）で活躍するために必要な知識と技術を習得した栄養士に与えられる称号として，米国静脈経腸栄養学会（American Society for Parenteral and Enteral Nutrition；A.S.P.E.N.）が認定する臨床栄養士制度もあります．

③ 世界の管理栄養士・栄養士の活動

日本における人口10万人あたりの栄養士数（栄養士会の会員数）は，欧米諸国に比較しても非常に多くなっています（表3-4）．ICDAの2012年調査報告では，栄養士の活動分野として，保健システム（病院，医院，公的保健機関，福祉施設など），食品および農業（給食サービス，食品製造業，食と農の政府機関），学術研究組織（製薬業界，スポーツ施設，教育機関，メディア）などに多くの加盟国の栄養士が参画していることを報告しています．米国では，RDNの55%が臨床栄養の現場で栄養療法・医療に携わり，NDTRの6割が病院におけるフードサービス業務に携わっています（表3-5）．地域における公衆栄養活動を担っているのは，RDN，NDTRの約1割です．

開発途上国でも先進国においても，栄養不良による疾患と同時に，栄養転換による肥満・糖尿病などの増加が見られ，栄養不良の二重負荷として注目されています．このようななか，日本の管理栄養士・栄養士も他職種と連携を図り，国際協力に参画し，地球レベルでの健康・栄養問題の解決のために，貢献することが期待されています．

第4章

現代医学と生活習慣病

学習到達ポイント

1. 人類の病気との闘いの歴史から近未来の医療までを学び，現代医学のめざしている方向と現状について理解する．
2. 健康の維持・増進，病気の予防・治療における食事・栄養の意義を現代医学のなかで位置づけ，生活習慣病の特徴を説明できる．
3. 国民医療費とは何かを把握し，そのなかに占める生活習慣病関連医療費の概要と推移を理解する．

1 現代医学がめざしている方向と現状

　人類の歴史は病気との闘いの歴史でした．病気と人の関わりは文明の変遷とともに変化してきました．そのなかで，食と健康の関係は紀元前のギリシャのヒポクラテス，中国の黄帝の時代（紀元前2500年ごろ）から述べられています．

　病気の原因探しは，西洋では14世紀からのルネサンスの時代に始まります．解剖学の発展とともに，たとえば黄疸という症状が肝硬変に結びつけられるようになるなどして，臓器が病気によってどう変化するのかを研究する臓器病理学が発展しました．さらに16世紀の顕微鏡の発明以後，細胞が病気の原因あるいは場とされ細胞病理学が発展しました．またドイツで化学工業が発達すると細菌を染色によって観察できるようになり，病気の原因としての細菌が探されて，細菌学が興隆しました．20世紀に入って電子顕微鏡が発明されると，さらに小さいウイルスが発見され，病原微生物学の成立に役立ちました．また，抗体や免疫現象の発見により免疫学が成立してきました．

　細菌の発見と滅菌法の発明は，戦争での傷病兵の治療や多くの外科手術に役立ちました．第二次世界大戦のころ発見された抗生物質は，多くの感染症の克服につながりました．

　19世紀後半から20世紀前半にかけては，ビタミンやミネラルが栄養素として発見され，いままで原因不明とされた壊血病や脚気など，栄養素の欠乏症が解決されるようになりました．ほぼ同時期に三大栄養素の重要性や体内代謝が研究され，栄養素欠乏の問題はおおむね解決されましたが，一方で栄養の問題は，食料の確保や必要な栄養の摂取方法という社会的問題となったのです．

① 感染症との闘いから慢性疾患対策へ

a）感染症と免疫

　病気との闘いのなかでも，特に感染症との闘いは重要です．世界を襲ったコレラの大流行やスペインかぜの流行は災厄でした．また，「黒死病」と恐れられ，ヨーロッパの

人口の4分の1をなくすというようなペストもたびたび流行しました（図4-1）．急性感染症の流行はワクチンの開発や抗生物質の発見によって抑え込むことができるようになりましたが，今でも新興感染症として新たな感染症が起きています．感染源としては細菌，ウイルス，寄生虫がありますが，ペットブームから起きる人畜共通感染症の理解も必要です．

日本では伝染性や致死性など危険に応じて対策が取られ，感染症の予防及び感染症の患者に対する医療に関する法律（感染症法）により感染症を1類から5類までに分けています．感染に対する抵抗力は栄養状態などの体力に関係し，感染しても発症するとは限りません．近世に至って結核の減少が見られましたが，ワクチンや抗結核薬の発明前だったことを思うと，栄養状態が向上して抵抗力がついたためと考えられます．

病原体への抵抗力にはヒトの免疫的防御体制が働きます．感染には気道感染，消化管感染が多いのですが，いずれの臓器にもリンパ装置が発達していて，それが敗れると感染になります．特に腸管内は口，肛門とつながる外部環境とみなされ，腸内細菌叢は生体への有用性，感染症，免疫能などとの関係が密接です．

そのため，現在認可されている特定保健用食品の4割は整腸機能をもつ食品群です．乳酸菌やビフィズス菌は，病原微生物の増殖を抑制し腸管内の環境を改善します．有害細菌が減少すると便臭の改善も見られます．腸内環境をよく保つことは健康の基本です．

消化管を侵す病気は感染症や食物アレルギー，食中毒などに加え，最近は過敏性腸症候群やクローン病，潰瘍性大腸炎など，神経やストレスなどの精神状態がからむ難治性の病気も増えてきました．また日本では戦後，たんぱく質や脂肪が多く食物繊維の少ない欧米型の食事が広まり，大腸癌を増やしています（図4-2）．

b）食の安全性

1950年代からの高度経済成長期には神武景気，岩戸景気と好景気が日本を沸き立たせましたが，この反面，公害の発生もありました．塩化ビニルを作る時に用いた触媒の水銀が有機水銀となって発生した水俣病，森永ヒ素混入粉乳による乳児の中毒事件など多数の被害者が出ました．その後も，近年では中国製冷凍餃子事件（p109用語解説参照）や，いわゆる健康食品による中毒性壊死性肝炎などによる死亡事件があり，食の安全性に関して消費者の関心は非常に高くなっています．

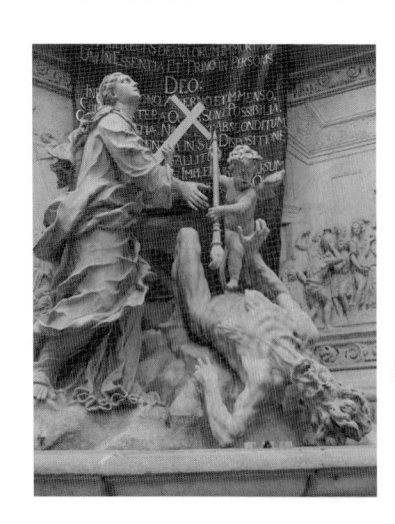

図4-1 彫刻に描かれた感染症の恐怖
ヨーロッパ各地には，感染症流行の終息を神に感謝する記念柱が建てられています．17世紀に設計されたウィーンのペスト記念柱（三位一体記念碑）には，ペストを象徴する悪魔（右下）が打ち負かされた場面が描かれています．

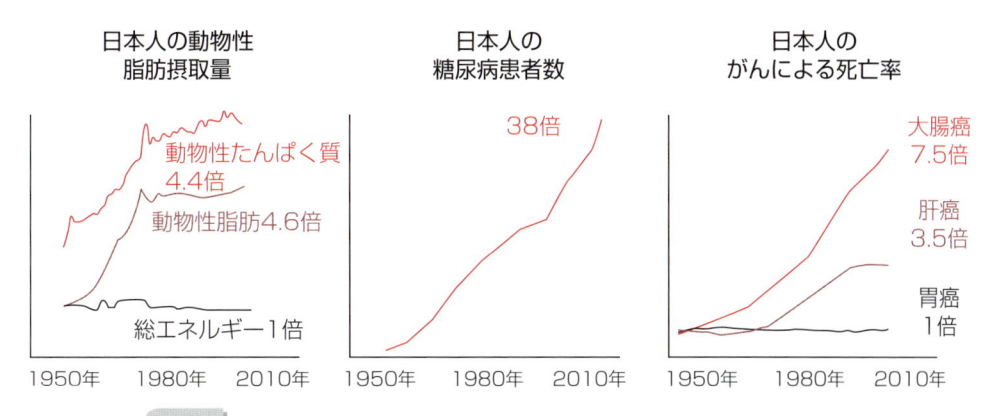

図4-2 食生活の欧米化による動物性脂肪摂取量増加と生活習慣病

既知の原因による食中毒を予防することはもちろんですが，将来，健康障害を引き起こす可能性のある食品を排除することはより重要です．逆に，自然食品への盲目的信仰は植物に寄生するカビや細菌を取り込むおそれもあります．過剰なサプリメント摂取も問題となる時があり，消費者への食育が必要となっています．

② 高度経済成長期からの栄養素過剰摂取による病気

第二次世界大戦前から戦後にかけては食料が十分でなく，どちらかといえば栄養失調の問題が多い状態でした．国民所得の向上に伴って十分な食事ができるようになり，バブル景気のころからはむしろ過剰栄養による肥満の問題が大きくなりました．肥満からひいては心筋梗塞や脳出血，腎不全などの死亡につながる一連の変化は，加齢に伴って起きると考えられていたので成人病と呼ばれていましたが，生活習慣が関係しているということになり，「生活習慣病」という概念が提唱されました．それは病気になる前の各段階で介入することによって予防できるという可能性を示すものです．

このような生活習慣病の出現は，高脂肪・高たんぱく質の欧米型食事に追従した戦後の食生活の変化が強く影響していて（図4-2），日本食のよさが見直されています．特に日本が世界の長寿国となったこともあり，世界で日本食の人気が高まっています．

③ 生活習慣病の提唱と予防医学

いかなる病気も予防に勝る治療なし，です．戦後多かった脳卒中が1970年代に減ってきたのは，全国的に展開した減塩による高血圧予防の成果と考えられています．また，米国では喫煙対策を1960年から進めたために，20年経つと肺癌が減ってきました．日本でも，最近の胃癌の減少は減塩運動の副産物とみられています．このように，生活習慣病は生活を正せば予防できることが実証されています．

メタボリックシンドロームは内臓肥満をベースに高血糖，高血圧，脂質異常などが伴ってくるものですが，個別に糖尿病，高血圧症，脂質異常症などとして治療するよりも，おおもとの肥満を解消することでいずれも基準範囲に戻ることが分かり，健康対策に組み込まれました．痛風や脂肪性肝炎なども肥満に伴う疾患であり，食生活の改善と運動で改善するために，生活習慣病の範疇で扱われます．

1 現代医学がめざしている方向と現状

また，飲酒や喫煙も重要な生活習慣で，なかでも禁煙は疫学的にもがん予防など対策の効果が示されたものであり，医療費の削減にもつながることから予防医学の重要な課題です．厚生労働省は「健康日本21」で「一に運動，二に食事，しっかり禁煙，最後に薬」というスローガンを提唱し，生活習慣病の予防を図っています．

④ 長寿社会に必要な抗加齢医学（アンチエイジング）
a) 日本の「食養生」
　わが国では高齢者の増加とともに老人医療費の伸びが問題となり，高齢者の自立が課題となっています．健康長寿をめざすのに日本では食養生の流れがあります．江戸時代の貝原益軒（1630〜1714）の食養生が有名ですが，明治時代に，陸軍の薬務官で食養生を実践していた石塚左玄（1851〜1909）が科学的思想を入れて普及しました．石塚左玄の食養生は，ナトリウムとカリウムのバランスを取る必要があるというものです．思想家の桜沢如一（1893〜1966）は石塚左玄の食養生で健康回復し，石塚の考えを哲学体系にまで発展させました．彼は戦後パリで食養生を広め，これがマクロビオティックスと呼ばれるようになり，海外で広まっています．石塚左玄の思想は二木謙三ら医師グループにも引き継がれ，現在は食育の普及とともに，新たに日本綜合食養推進協議会が作られました．

b) アンチエイジングの思想
　以前は年齢とともに起きる循環機能，腎機能，呼吸機能などの低下は，加齢による自然現象と思われていました．ところが，これらの生理機能の低下の多くは酸化ストレスで生じるフリーラジカルによる細胞・組織の損傷が蓄積したものであり，体内の抗酸化能を高く保てば，「老化」と思われていた現象を大幅に遅らせることができると分かってきました．このように全身の抗酸化能が「アンチエイジング」の思想になってきたのですが，野菜・果物など，どのような外来性の抗酸化物質を，どれだけ，いつ摂取すればよいのかという点についてはなお今後の研究が必要です．

⑤ 介護医療と死の質（QOD）
　高齢者の自立した生活には，できるだけQOLを高く保つ必要があります．バリアフリーな環境もその一つですが，食事による健康維持は大きな要素です．
　高齢者は経口摂取量の減少を伴いやすいので，低栄養や脱水症に陥るリスクが高くなります．救急処置としては静脈栄養が重要な役割を果たしますが，個体差が大きいので個々の患者に応じたきめ細やかな管理が必要です．
　栄養不足（protein energy malnutrition；PEM）には，まず第一に水分・電解質異常の補正，ついで低栄養状態の改善をめざします．PEMが持続すると体重減少が起こり，生命の予後に重大な影響を及ぼします．体重減少率が1カ月で5％，6カ月で10％以上ある場合をPEMの目安とします．いずれも必要十分なエネルギーを摂取する必要があり，食欲がなく少食の場合は栄養補助剤の使用が役立つでしょう．
　食事摂取に介助を要する在宅の高齢者や高齢者介護施設の利用者では，食事摂取量やそのほかの水分摂取量が，食事ケアに左右される場合があります．特に摂食・嚥下障害を有する場合には，介護者の不注意や介護努力の不足により，容易に脱水やPEMを招

くことになります．

　このような状態はQOLを大幅に下げ，生きる意欲も失わせます．しかし，胃瘻などによりいたずらに延命を図るだけではかえってQOD（quality of death；死の質）を低くする場合が多く，生前の意思表明としてなされた尊厳死（第5章参照）希望の尊重や死に向かう人への介護を，充実したターミナルケアとして考慮せねばなりません．人生をよい形で全うすることに配慮した医療が求められています．

⑥ 近未来の医療

　現代は遺伝子の研究から，多くの病気が遺伝子の変化と結びつけて研究されるようになり，病気になりやすい体質も遺伝子多型（polymorphism）という観点から研究されています．しかし，全遺伝子を包括的に分析できるようになり，何万人というデータを併せて解析すると，特定の遺伝子と生活習慣病の結び付きは有意でなくなり，やはり食や運動，こころのもち方といった生活習慣のほうが大事，ということになります．また，移植医療から再生医療，ロボットによる機能補完，がんに対する重粒子線照射など，さまざまな治療法が発明されています．しかし，これらはすべて医療費を押し上げるものであり，日本の財政破綻を防ぐにはやはり食を中心とする予防医学が重要です．

　また，高齢者の増加は介護も含め多職種連携が必要となり，治療に東洋医学を取り入れた統合医療的なアプローチをめざす動きもあります．日本では平安時代から食養生が述べられていますが，残念なことに食養の伝統は今の栄養学に活かされていません．これからは両者のよい点を取り入れた統合食養学が必要になるでしょう．

2　現代医学における健康の維持・増進，病気の予防・治療

1）人生における食事・栄養の意義の位置づけ

　生きることと，病気になった時に治すこととは不可分の関係にあります．食はその両者に関係し，健康な時の食事，病める時の食事と昔から経験的に伝えられてきました．中国を起源とする漢方や漢方薬，インドのアーユルベーダに述べられるハーブや医療の知恵，エジプト・ギリシャ・ローマと伝えられた医学，イスラーム圏に伝えられ，ルネサンス以後のヨーロッパで花開いた近代医学などは，いずれも食べることと医療が不可分の関係にあることを示しています．それがなぜか，というメカニズムを明らかにしてきたのが，近代以後の生理学や生化学の進歩です．

① 食べ物と脳との関係

　人間には2万数千の遺伝子がありますが，40種以上の遺伝子が太る能力，つまりエネルギーを溜め込む能力に関係しています．人類の歴史は99.9％が飢餓との闘いだったので，食料の少ない状態に耐えられるように，多段階のセーフティシステムが組み込まれたのでしょう．

　食べ物には，味のほかにも香りやにおい，温かさ，色・形，硬さといった性質があり

ます．これは嗅覚，温度感覚，視覚，触覚と別々の感覚器で知覚され，大脳皮質のそれぞれの感覚野から前頭葉の皮質連合野に送られて統合されています．この情報が扁桃体*に送られ，過去の食体験と照合されてその食べ物が快感をもたらすか不快感をもたらすかが決められます．

　食事をする時の雰囲気も，皮質連合野を介して食欲に影響しています．楽しい雰囲気の食事は子ども，老人を問わず，心理的によい影響を与えることが分かっています．腸管の神経は第3の自律神経系とも呼ばれ，ペプチドなども含めた神経内分泌系を「腸脳」*として，大脳とのネットワークが解明されてきました．満足感という高次の精神機能も腸管に発するものが多くあります．

　栄養学は口に入れる食品から，体内での吸収と働き，排泄までを扱う科学です．これらを化学物質と物理変化を表す科学的言語ですべて説明し，健康に役立てようというものですが，その範囲は年々広がっています．さらに対象は健常人と病人，個人と社会の問題にもつながっています．栄養学は西洋科学，特に生物学や医学の発展上に位置づけられますが，東洋では健康長寿をめざした食養の歴史があり，東洋思想との融合も考えると，よりグローバルな栄養学に発展するでしょう．

② 栄養療法のあゆみ

　日本で病院の治療食の道を開いたのは慶應義塾大学医学部の付属研究所として創設された食養研究所（食研）です．食研の研究成果は1929（昭和4）年に発刊された月刊誌『食養研究』に発表されたのに続き，1933年には日本で初の食養部が病院に作られ，わが国の草分け的存在となりました．胃腸病や伝染病，糖尿病などの治療食しかなかった時代に，すべての患者が病院で調理した治療食を食べられるようになったのです．

　慢性疾患の患者に与える栄養療法という概念は，治療食の工夫が積み重なってできました．糖尿病患者に対して炭水化物を減らした「アレン・ダイエット」はインスリンが発見されるまで長く使われました．これは尿糖を減らすために考案された飢餓に近い低炭水化物食で，今ではかえって有害と否定されています．腎臓病や肝臓病，あるいは術後食などの開発，さらには経管栄養や輸液も栄養療法のなかで試行錯誤を繰り返しながら発達してきたものです．

③ 栄養学と医学の関係

　人間の一生，つまり妊娠・出生，成長，老化，死に至るまでの流れを考えてみましょう．栄養学は，この一生のすべてをサポートするものです．食べ物をとりつづけなければ生命を保つことができず，逆に適切な食事を心がけるなど生活習慣に気を配り，健康長寿を保てれば医療の世話にならずともすみます．

　しかし，一度も病気をしないという人はいません．栄養学にサポートされた人の一生を上から下へ流れる縦軸とし，医療を中心とした診断・治療という医学を横軸と考えてみましょう．病気になって医療が必要な時は縦軸と横軸が交わります．この交差した部分が，病人に対する栄養療法となります．

　縦軸に関わる生命現象を食との関係で捉えてすべての生物学的知識を集大成し，食と健康に資する学問体系にまとめたものが栄養学と位置づけられます．そのためには，生

物学の最先端の知識が応用されるのは医学と同じです．また，社会に広げた応用を考える時，疫学（栄養疫学），公衆衛生学（公衆栄養学）との重複部分が多くなります．食の確保というような問題も，農学と提携した広義の栄養学の範疇に入るでしょう．

用語解説

●扁桃体
大脳の側頭葉内側の奥に存在するアーモンド形の神経細胞の集まり．視覚，聴覚，嗅覚，触覚，味覚など，大脳皮質から送られてくる感覚情報の好き嫌いを判断するのが主な役割です．快不快の感情は，ドパミンなどの化学伝達物質によって長期記憶として海馬に伝えられ，記憶に残されます．

●腸脳
生物の発生は単細胞から多細胞生物が進化し，球体の内部を横切ってトンネルのように延びて，反対側に貫通し，連続的な腸を形成して口と肛門ができました．腸管にそって神経細胞が出現し，頸部と腹部に神経節のように神経細胞の集族ができて神経ネットワークが発達しました．

胎児胚のきわめて初期に現れる腸管から迷走神経によって脳の大脳基底核に入った信号は，前頭野で快・不快の判断がされ，辺縁系に記憶がつまれて，前頭前野の情緒的判断を育てます．大脳皮質の下にはこのように何億年という進化の歴史が秘められています．腸管の神経系は第3の自律神経系といわれ，意識されることはないが，それだけ意識の底にしずみこんで人間の健康を左右しています（『科学の先－現代生気論』）．

2）生活習慣病の位置づけと特徴

① 生活習慣病とは

生活習慣病とは，喫煙，飲酒，食べすぎなどの生活習慣の蓄積により病気となったものをいいますが，狭い意味では肥満からメタボリックシンドローム，糖尿病，高血圧症，脂質異常症などへの進展，またこれらの病気から動脈硬化，腎障害などへの進展，ひいては心筋梗塞や脳出血，腎不全などによる死亡につながる一連の変化をいいます（図4-3）．以前は，「死の四重奏」や「内臓脂肪症候群」とも呼ばれていましたが，その正体は，内臓脂肪の蓄積によるインスリン抵抗性*の増加や脂肪細胞の分泌するホルモンのアディポネクチン*減少など，広範な内分泌代謝異常を伴う疾患群であることが分かりました．

2008年4月から導入されたメタボリックシンドロームの該当者および予備群に対する特定健診・特定保健指導の仕組みは，このような食と健康の関係を意識づけようというものです．健診および保健指導の事業実施が義務づけられ，事後指導としてグループ指導と個別指導が義務づけられています．グループ指導は栄養教育と運動指導による動機づけ支援，個別指導としてはメタボリックシンドロームの対象者に対して積極的支援がなされます．

肥満を克服するには食事と運動のコントロールが必要ですが，そのためには本人が病気の原因を正しく認識し，やる気を引き出す認知行動変容療法が成果を上げています．

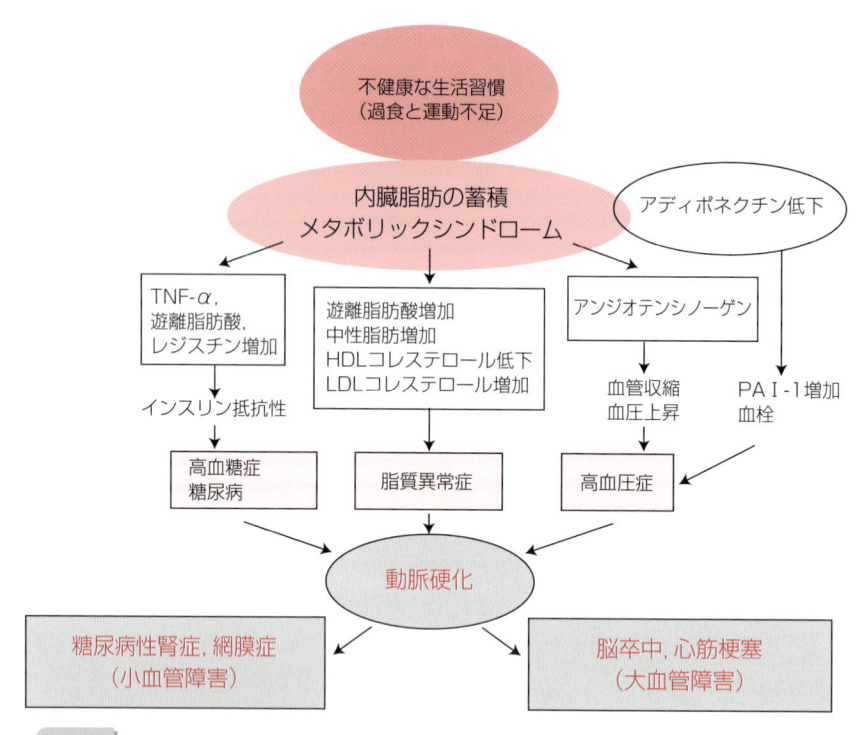

```
                不健康な生活習慣
                （過食と運動不足）

              内臓脂肪の蓄積            アディポネクチン低下
           メタボリックシンドローム

   TNF-α,      遊離脂肪酸増加
   遊離脂肪酸,   中性脂肪増加        アンジオテンシノーゲン
   レジスチン増加  HDLコレステロール低下
              LDLコレステロール増加
                                  血管収縮
   インスリン抵抗性                   血圧上昇        PAI-1増加
                                                 血栓
   高血糖症
   糖尿病       脂質異常症           高血圧症

                    動脈硬化

   糖尿病性腎症, 網膜症              脳卒中, 心筋梗塞
     （小血管障害）                   （大血管障害）
```

図4-3　生活習慣病の進展
生活習慣病の進展を示します．病気の発症前に生活習慣の改善で肥満を解消すれば，それ以後の糖尿病，脂質異常症，高血圧症を予防でき，さらにその後の動脈硬化や重篤な合併症を防げることになります．

② がん

a) がんとは

　がん細胞は，身体のなかの細胞が生体のコントロールを外れ，異常な増殖能をもったものです．それぞれ数10個あるがん遺伝子，がん抑制遺伝子に発がん刺激が加わり，遺伝子異常が5つくらい積み重なると悪性のがん細胞になります．発がん刺激の代表はたばこですが，そのほかにもカビに由来するアフラトキシンのような強発がん物質，化学物質や放射線による発がん，肝炎ウイルスやヒトパピローマウイルスなども知られています．

　がんは進展すると周辺組織への浸潤が起こり，他臓器への転移や再発が生じることが治療を難しくしています．普通，胃や肺などの上皮性組織にできる悪性腫瘍を「癌」といい，血液の白血病や筋肉にできる肉腫を含めてより広い意味での「がん」といいます．一般に癌は高齢者，肉腫や白血病は若年者に起きます．遺伝子異常は加齢とともに蓄積しやすいので，高齢社会になるとがん患者も増え，年間70万人ほどがさまざまながんになっています．死亡も年間30万人を超え，わが国ではもっとも多い死因です．がん対策は成功しているとはいえ，がん診療技術の均霑化（格差の是正を図ること）や治療効果を見るために全国的ながん登録が行われようとしています．

b) 栄養・食事との関係

　がんの多くは生活習慣が関係することから，生活習慣病として扱われています．脂肪

表 4-1 がん予防効果をもつ機能性食品因子

化学物質	所在	効果
αカロテンやβカロテン	にんじん，かぼちゃ	活性酸素除去
リコペン	トマト，すいか	活性酸素除去
βクリプトキサンチン	温州みかん，パパイア	抗酸化
ルテイン	ほうれんそう，チコリー	抗酸化
ゼアキサンチン	ブロッコリーなど	抗酸化
カプサイシン	とうがらし	自律神経刺激
アスタキサンチン	えび，かに，さけのピンク色	抗酸化
ダイゼイン，ゲニステイン	大豆	抗エストロゲン作用
アリルイソチオシアネート	わさび，だいこん	殺菌

摂取量と乳癌や大腸癌の関係は，世界のがんの頻度の違いから分かってきました．また，野菜や果物の摂取にがんを予防する効果が発見され，がん抑制物質の存在も知られるようになり，食生活の重要性が浮かび上がりました（表 4-1）．これらは発がん物質の早期排泄，がん化につながる DNA 損傷の予防，がん化した細胞の免疫的排除，がん組織の成長抑制などの各段階で働くと考えられています．食品中には栄養素のほかに何らかの機能をもつ何千種類もの化学物質が含まれるので，これらの効果を機能栄養学としてまとめることが提案されています．

大豆を例にあげます．大豆と日本人の関わりは古く，豆腐や納豆，みそと多数の食品があります．大豆にはイソフラボンという女性ホルモンのエストロゲンに似た構造の化学物質があり，乳腺などのがん化，閉経期の更年期障害や骨粗鬆症の予防に役立っています．多数の臨床試験を合わせて分析するメタアナリシスによって，イソフラボンの摂取量が多い者は乳癌のリスクが 3 分の 2 以下になると確認されました．また，前立腺癌や循環器疾患にも予防効果のあることが厚生労働省多目的コホート研究（JPHC 研究）によって報告されています．イソフラボンの一つであるダイゼインに関しては，腸内細菌によってエクオールに分解できる人とできない人がおり，エクオール産生者のほうががん予防効果は大きいようです．

また，わさびやだいこんの辛み成分であるアリルイソチオシアネートは，がん化の最初に関わるラジカルの生成を抑え，できたラジカルを無毒化する働きがあります．多糖体も免疫能の強化によりがん予防に役立ちます．キノコのグルカンが古くから知られていますが，腸内細菌が分解した食物繊維からできる酪酸はがん化に関連する酵素の抑制や腫瘍血管の新生を抑えるなど，多彩な作用のあることが分かっています．

がんの生涯罹患率は現在男性は 2 人に 1 人，女性は 3 人に 1 人程度ですが，食事によって 4 人に 1 人程度に減らせるはずです．そのためには禁煙，ほどほどの飲酒，よい食生活と運動習慣，前向きの気持ちを保つなど，健康長寿に通じる生き方が効果的です．

③ メタボリックシンドローム

a）メタボリックシンドロームとは

過剰に摂取された炭水化物や脂質のもつエネルギーは，肝臓や脂肪組織に中性脂肪として蓄えられます．特に果糖の多い転化糖は肥満や脂肪肝を引き起こします．ヒトの脂

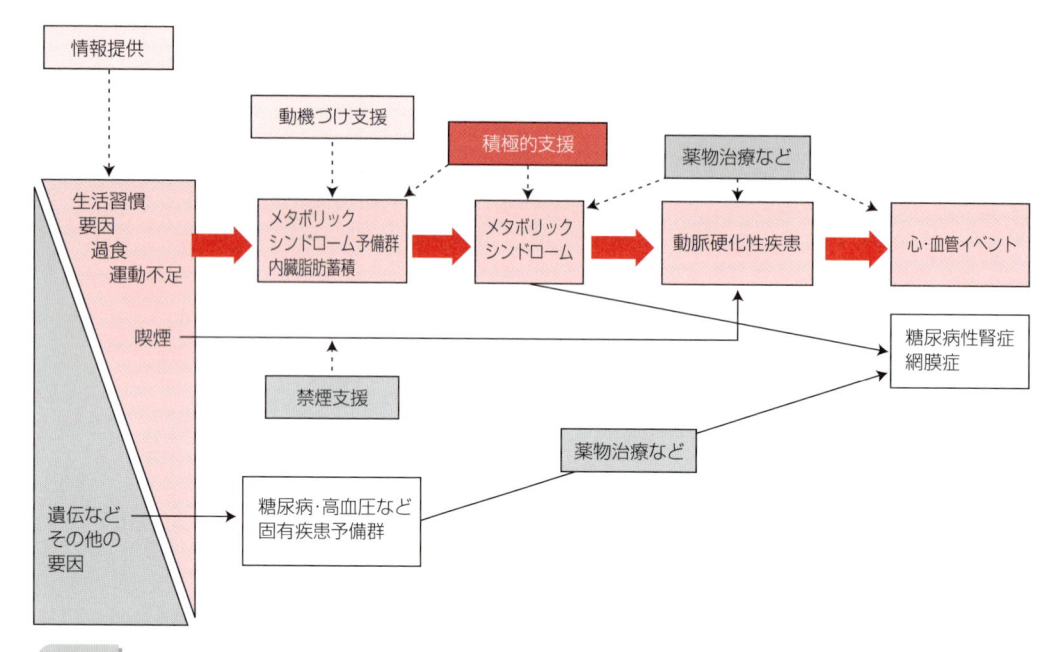

図 4-4 生活習慣病予防の特定健診
メタボリックシンドローム予備群には，教室での講義などの動機づけ支援，メタボリックシンドロームと診断された人には個別指導で改善をめざしていきます．禁煙は別途に支援します．

肪はつく部位によって内臓（腹腔内）脂肪と皮下脂肪に分けられますが，内臓脂肪のほうが脂肪の合成・分解の代謝回転が活発です．内臓脂肪が溜まった内臓肥満によって起きる高血糖や高血圧，脂質異常を含む概念として，メタボリックシンドロームが唱えられました．

診断基準は内臓脂肪蓄積を反映する腹囲が重視され，コンピュータ断層撮影（CT）による腹部内臓脂肪面積 $100\,cm^2$ 以上に相当する腹囲が男性 85 cm，女性 90 cm 以上とされ，これに高血糖症，高血圧症，低 HDL コレステロール血症または高中性脂肪血症の２つがあればメタボリックシンドロームとして，個別指導による肥満解消が図られることになりました（図 4-4）．内臓肥満は過食と運動不足が一番の原因であり，それに伴うアディポネクチンの減少が原因とされています．

メタボリックシンドロームは病気ではなく，病気の手前の「未病」の状態ですので，生活習慣の改善によって肥満を解消すれば高血糖，高血圧，脂質異常はほとんど正常範囲に戻すことができます．氷山（内臓脂肪）を小さくすれば，水面上に飛び出ている症状も小さくなって解消され，寛解に導くことができる，という考え方です（図 4-5）．

b）栄養・食事との関係

メタボリックシンドロームの改善には，とにかく運動と食事で体重を落とすことが欠かせません．体重を落としたい人は，一人ひとりが自分に必要なエネルギーをまず理解することが必要です．普通は標準体重（〔身長（m）〕^{2}×22 で計算します）を基準に，生活活動強度から必要エネルギーを計算します．通常，標準体重 1 kg あたり 25（～30）kcal を目安とします．

減量を目的とする場合，毎月 1 kg やせるためには脂肪 1 kg を減らすのに必要なエネ

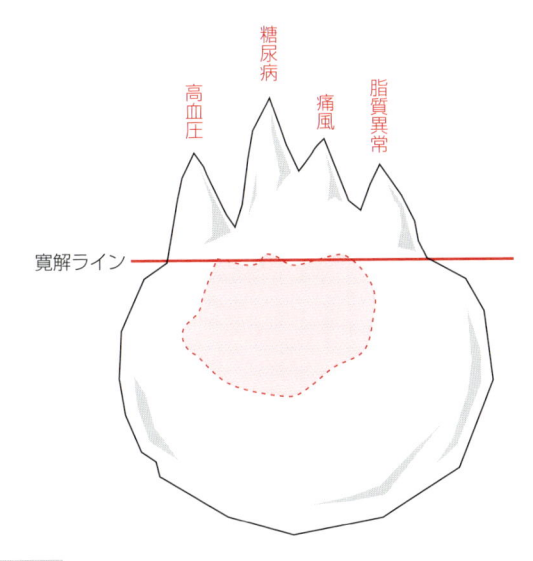

図4-5 氷山を溶かすことで各種疾患をコントロール
慢性疾患の治療は，正常値（寛解ライン）に戻ったら
生活習慣の改善で再発を予防していくのが理想的です．

ルギーを7,000 kcalとして，毎日のエネルギー収支バランスを運動と食事でマイナス240 kcal（7,000÷30＝233≒240）に設定すると取り組みやすい目標になります．

メタボリックシンドロームの高血圧症は，減塩による改善効果があります．これは高血糖や脂質異常に対してもいえることで，多くのガイドラインでただちに薬物療法を始めることを戒めています．食事と運動で体重，体脂肪をコントロールする試みを数カ月間やるべきである，としているのはこのためですが，すぐ薬に頼り，なかなか守られていないのも現状です．

④ 糖尿病

a）糖尿病とは

ヒトはグルコース（ブドウ糖）を効率のよい燃料にしていますが，グルコースの利用には膵臓のランゲルハンス島β細胞から分泌されるホルモンのインスリンが必要です．糖尿病は大きく分けて，何らかの原因でβ細胞が破壊されてインスリン分泌が極度に低下することで生じる「1型糖尿病」と，生活習慣が影響する「2型糖尿病」があります．1型糖尿病の多くは子どものうちに発症します．肥満があるとインスリン抵抗性を生じ，2型糖尿病発症の大きな原因の一つとなります．インスリン抵抗性が増すと，膵臓はインスリンをより多く分泌し，結果的に膵臓のランゲルハンス島β細胞の疲弊を招きます．また，インスリンは同化作用がありますから，血液中にインスリンがあふれると，さらなる肥満につながることになります．

血糖を下げる薬剤として腸管からのグルコースの吸収を阻害するもの，膵臓からのインスリン分泌を刺激するもの，インスリン注射などがあり，最近は腸管細胞の分泌するGLP-1*などがありますが，肥満の解消がないと十分な効果を上げず，合併症を防げません．糖尿病薬の安易な複合処方は低血糖発作による死を引き起こす場合もあります．

インスリンが絶対に必要な1型糖尿病患者を除き，治療計画の根本は生活習慣の改善であることを周知する必要があります．

合併症が起きるリスクには，血圧がもっとも関係していると考えられています．糖尿病合併症には小血管に起きる網膜症や腎症，大血管に起きる心臓病や脳卒中，神経障害や足壊疽などがあります．失明したり，腎不全から人工透析へ進む患者も年々増え，問題となっています．また，高血糖が続くと，免疫能が落ち，感染症にかかりやすくなります．糖尿病患者は歯周炎などにもなりやすく，肺炎などにも抵抗力が弱いので死因として肺炎などの感染症がかなりあります．

低血糖発作，高血糖発作も糖尿病の合併症として無視できません．膵炎などを原因とする膵性糖尿のインスリン使用者では4割近くの患者が低血糖発作を経験しているので，無理に血糖のみを下げる薬物療法は望ましくありません．

b）糖尿病の食事療法

糖尿病の治療食については，炭水化物を極端に減らしたアトキンス食や脂肪主体の食事を推薦するグループがありました．最近では食後血糖の急上昇を避けるために低GI食（グリセミックインデックス．血糖値上昇を起こしにくい食べ物を選択して摂取するもの）を勧めるグループや，「カーボカウンティング」といって炭水化物の量をコントロールして食後血糖を上げないようにする方法も提唱されています．しかし，いずれも長期の合併症予防に役立っているかどうか，という点に関してはエビデンス（科学的根拠）が不十分です．

2型糖尿病の食事療法は，適正な量の炭水化物をとり，脂肪とのバランスを取って，たんぱく質も適正量をとることが大切です．炭水化物を減らすと高たんぱく食になる可能性があるので，腎臓に負荷をかけます．むしろたんぱく質量が0.6～0.8 g/kg体重/日（体重60 kgの場合，1日に0.6～0.8×60＝36～48 gが摂取量）程度の適正たんぱく食のほうが望ましく，体内で利用されやすい良質なたんぱく質なら0.5 g/kg体重でも十分であり，腎症も予防できるという説もあります．糖尿病の食事療法は長期にわたり患者にやる気を出させることが重要です．日本糖尿病学会発行の『食品交換表』はすべての食品を6つの食品群に分け，1単位80 kcalとしています．食品交換表は目分量で判断できるので，患者が自ら使うのに適しています．

最近は食後血糖値を上げないことが心臓病のリスクを防ぐ，ということから糖質制限食を唱える医師が増えていますが，糖質を制限すると必要なエネルギー源をたんぱく質と脂肪でとらねばならず，長期のコホート研究結果はいずれも，低炭水化物/高たんぱく食は全死亡率，がん，心血管病などのリスクを上げることが疫学的に示されています．甘いものは控えめに，バランスのよい食事を食べすぎないことが重要です．

⑤ 高血圧症

a）高血圧症とは

血圧は血液を末梢組織に運ぶのに必要です．血管が硬化して小動脈や毛細血管を含む末梢循環が滞ると血流の抵抗性が増え，血液を押し出すのに余計な圧力が必要になり高血圧になります．動脈硬化に高血圧が加わると血管に負担がかかり，脳出血や心筋梗塞の原因になります．高血圧の診断基準は収縮期血圧（最高血圧）140 mmHg以上，拡

張期血圧（最低血圧）90 mmHg 以上をいいます．しかし，理想的には収縮期血圧 130 mmHg 以下，拡張期血圧 85 mmHg 以下が望ましいとされており，至適血圧は同 120 mmHg 以下，80 mmHg 以下となりました．糖尿病患者や慢性腎臓病患者では収縮期血圧を 130 mmHg 以下にコントロールすると予後がよくなります．

b）栄養・食事との関係

高血圧症患者の食塩摂取量に関する疫学調査によると，食塩を 1 日 20 数 g から 10 g まで減らしても高血圧患者の割合は少し減るだけでしたが，6 g 以下だと急速に減りました．食生活で塩分摂取が多いと高血圧をきたします．疫学調査からは，少なくとも 1 日 6 g 以下の摂取にすることが望ましいとされます．なお，日本人成人の平均食塩摂取量は 10.7 g/日（平成 21 年国民健康・栄養調査）となっています．

米国の DASH（Dietary Approaches to Stop Hypertension）研究では，減塩のみならず，野菜・果物・木の実などを多くとり，穀物を中心としてコレステロール・飽和脂肪酸を低く抑える食事をとることによって食事全般を改善し，効果的に血圧を低下させることができました．日本食は普通の米国人の食事に比べ，DASH 食に近く理想的といえます．

一方で，あまりに厳格なナトリウム制限は，逆に血圧を上昇させたりインスリン抵抗性の亢進というほかの作用も引き起こします．食塩はナトリウムのみが問題ではなく，カリウムなどほかのミネラルの混在状況が影響しています．精製塩よりは自然塩を使用して，量を減らすのが望ましいといえるでしょう．

妊娠高血圧症候群*は妊娠末期に起きます．浮腫も生じるのですが，厳格な減塩は行わず，たんぱく質は標準体重×1.0 g/日にするのがよい治療になっています．

⑥ 脂質異常症と動脈硬化

a）脂質異常症とは

脂質異常症とは，血中のコレステロールや中性脂肪が増加する病気です．そのため以前は高脂血症と呼ばれていましたが，善玉といわれる HDL コレステロールが低いのも異常ということになり脂質異常症となりました．遺伝子の関与は 30〜40％ と考えられており，WHO は脂質異常症を 5 つの型に分けています．しかし，生活習慣に関係したものも多く，肥満，飲酒など食事を主とした生活習慣の影響を受けます．特に肥満者は胆汁中へのコレステロール排泄量が多いため，吸収量も非肥満者に比べて多くなります．

b）栄養・食事との関係

昔はコレステロールの多い食品はすべて避けていたのですが，コレステロールは肝臓で合成されるので，食事摂取であまり気にすることはない，という意見があります．しかし，日常生活のなかで実行可能なレベルでの脂質ならびにコレステロール摂取量の制限によって血清コレステロール値の改善が期待できるので，高 LDL コレステロール患者に対してはある程度の制限が必要となります．野菜を多くし，動物性脂肪を少なくすることが重要です．

⑦ 脳血管疾患
a) 脳血管疾患とは

　高血糖症，高血圧症，脂質異常症などはいずれも最終的に動脈硬化などをきたし，血管病変で死亡するリスクが高くなります．脳卒中は脳血管の病変により，意識障害や運動麻痺をきたす疾患です．原因として脳出血，脳梗塞，くも膜下出血などがあります．日本では動脈硬化に関係する脳出血が多かったのですが，減塩食による高血圧対策が全国的に進められ死亡数は大幅に減りました．1975年以降は脳梗塞が多くなっていて，とくに無症状のラクナ梗塞*が増えています．

　多くの脳出血は高血圧によって悪化した動脈疾患，特に微小動脈瘤の破裂が原因となります．出血がよく起こる場所は，血管が急角度で分かれる中大脳動脈の基底核および内包への分枝部です．損傷を受けた神経細胞や神経線維の関係する麻痺が残ります．脳梗塞は脳動脈の閉塞によって起きます．

b) 栄養・食事との関係

　高血圧や脂質異常症を起こさないように野菜の多い食事を心がけること，肥満にならないこと，身体をよく動かし，運動習慣をもつことなどが大切です．抗酸化能の高い食品を選ぶことも効果的ですが，あえてサプリメントなどでとる効果については，まだヒトでのエビデンスが不十分です．

⑧ 肝脂肪化とNASH
a) 肝臓の脂肪化とNASHとは

　肝臓は炭水化物，たんぱく質，脂質，アルコールなどの主要な代謝を担っており，薬物の代謝，胆汁の合成と分泌も行っている重要な臓器です．肝臓の病気として重要なものはウイルス性肝炎，アルコール性肝炎，脂肪性肝炎などであり，いずれも慢性化すると肝硬変となり，さらに肝癌が発生するもととなります．B型およびC型肝炎ウイルス感染では，感染が慢性になると壊死巣が広範になり，修復ができないと肝硬変となります．再生した肝組織は結節状で良性の腺腫になったり悪性化して肝癌の原因となります．

　肝細胞は本来脂肪をもたないので脂肪の摂取が多いと代謝できず，細胞内に脂肪が蓄積します．脂肪沈着のみを認める単純性脂肪肝と，小壊死や炎症，繊維化を伴う脂肪性肝炎があります．飲酒歴のない単純性脂肪肝をNAFLD（nonalcoholic fatty liver disease）と呼び，炎症を伴ったものをNASH（nonalcoholic steatohepatitis）と呼ぶようになりました．

　脂肪肝の原因は肥満です．脂肪肝になると鉄蓄積などが起きやすく，そのために炎症細胞の浸潤が起こり肝炎に移行していきます．BMI 30以上の人では80％の人がNAFLDともいわれ，メタボリックシンドロームが肝臓に現れたタイプともいえます．

b) 栄養・食事との関係

　治療はとにかく食事と運動で肥満を解消することであり，あとは種々の薬物も使われていますがエビデンスになるほどの臨床試験はまだありません．

　肝不全になるとエネルギー欠乏状態になるので，筋肉のたんぱく質を分解してエネルギーとして使用しようとします．そこで，アミノ酸サプリメントの使用が効果的なこと

があります．

　従来いわれていたような絶対安静，ビタミン補給は不要で，まず肥満を解消し，鉄分の過剰摂取を避ける，飲酒を避ける，精神的不安をサポートすることが慢性肝疾患者への対応の要約といえます．便秘は肝性脳症*の誘引になるので，オリゴ糖の投与などで1日2，3回の軟便にするのが効果的です．

⑨ 腎不全，慢性腎臓病（Chronic Kidney Disease; CKD）

a）腎不全とは

　腎不全の原因は慢性腎炎や糖尿病，腎盂腎炎，嚢胞腎*などさまざまなものがありますが，病期の進行とともに最終的には腎移植や血液透析を必要とするので，まとめて慢性腎臓病（CKD）として扱うようになりました．腎不全の程度は血清尿素窒素（BUN），クレアチニン，および糸球体濾過量（GFR）で判定できます．正常のGFRは100 mL/分以上ですが，60以下は軽度の腎不全，30以下は中等度の腎不全で高血圧をきたし，10以下は高度の腎不全でむくみや腹水などの体液の貯留をきたすようになります．5以下は終末期で肺水腫や昏睡で死に至るので，血液透析や腎移植が必要になります．

b）腎不全の食事療法

　腎不全から透析に入るのを遅らせ保存期を長くするには，低たんぱく食が有効です．ガイドラインでは，0.6～0.8 g/kg体重/日のたんぱく質摂取をするとされています．腎不全の進行阻止には低たんぱく食が必須であり，良質のたんぱく質を体重1 kgあたり0.5 g/kg以下に保つことが必要と主張し，よい臨床成績を残している研究もあります（図4-6）．病状を悪化させないためには低たんぱく質，低食塩の食事が必須であると思われますが，このように程度に関する臨床研究は不十分で結論に至っていません．推算糸球体濾過量（eGFR）の低下に伴ってたんぱく質摂取量を調節するのが望ましく，その際に必要なエネルギー量をとるのが必須です．

　低たんぱく食は腎不全を悪化させないだけでなく，尿たんぱく排泄量も減少させることができます．腎不全ほど合併症の多い病気はありません．低たんぱく食はこのほとんどの症状を包括的に改善します．たんぱく質の制限によって生じるエネルギー不足には，低甘味ブドウ糖重合体製品，中鎖脂肪酸製品，たんぱく調製食品，でん粉製品などの治療用特殊食品を用いることで対応できます．

　特にコントロールが難しい糖尿病性腎症では，低たんぱく食は尿たんぱく質排泄量を減らすので透析に入るまでの期間を延長できます．透析に入っても透析液へのたんぱく質漏出量だけを補えばよいので，1回に10 g喪失するとして，体重50 kgの人なら0.2 g/kg程度の追加で十分です．

⑩ そのほか生活習慣が関係する病気

　そのほかの代謝性疾患として痛風がありますが，これはプリン代謝産物の尿酸が蓄積することにより生じます．肉食やビールを減らすことによって高尿酸血症をコントロールすることができます．

　そのほかの栄養療法については成書を参照してください．

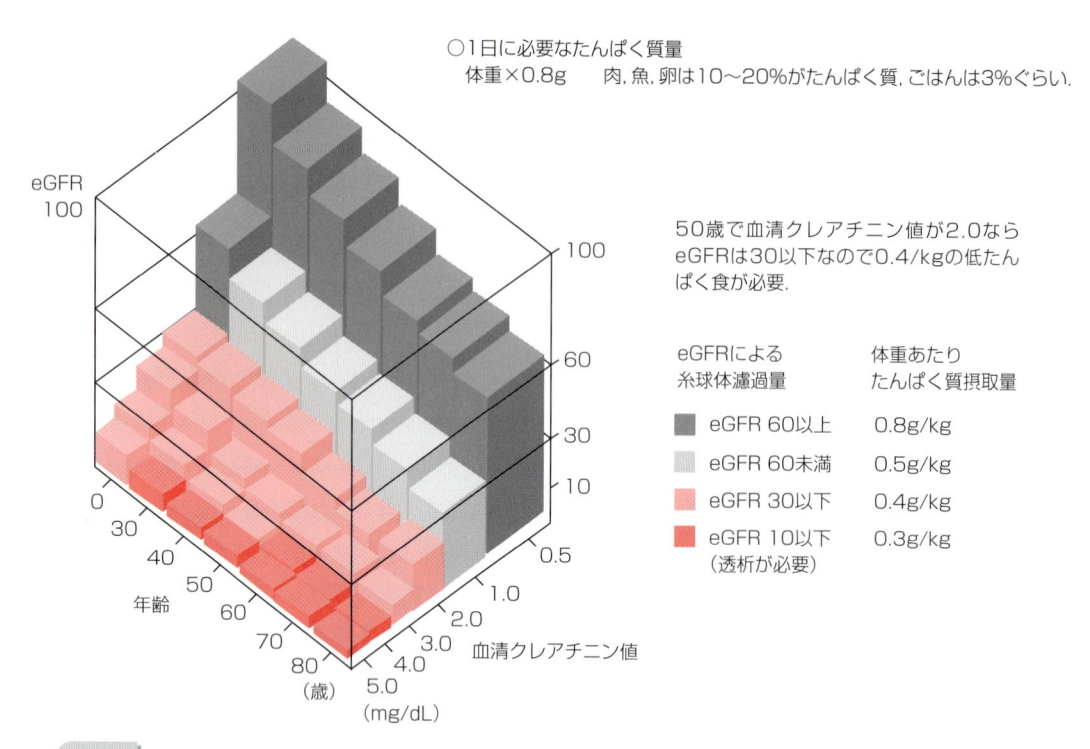

図 4-6 推算糸球体濾過量に合わせた低たんぱく食
年齢と血清クレアチニン値から推定する推算糸球体濾過量（eGFR）に対応する適正たんぱく質摂取量．eGFR が 60 mL/分/体重 kg 以下になったら低たんぱく食を始めたほうがよい．低たんぱく食はエネルギー量の確保が大事．

まとめ

　栄養管理を軽んずる施設においては，意味のない長期の絶食や不十分なエネルギー投与により，治療期間中に栄養障害が進行して，回復期病棟や長期療養型病棟での治療効果が著しく損なわれています．

　チーム医療により適正な栄養管理を行うためには組織的なシステム化と，実務遂行のためのマネジメントシステムが必要です．栄養サポートチーム（NST）には，医師，看護師，管理栄養士，薬剤師をコアメンバーとし，理学療法士，作業療法士，言語聴覚士，ソーシャルワーカー，臨床検査技師，事務員などが属し，そのほかのスタッフは必要に応じて参加するのが効率的です．事例を積み上げて記録を残し，経験を積んでいくのが実際的です．専門用語を交えて共通の言葉・用語で話すために勉強は欠かせません．

用語解説

● インスリン抵抗性
　健康な人と比べて，糖尿病患者では同じ量のインスリンを注射してもインスリンが効きづらくなります．ここからインスリン抵抗性という臨床的な概念が生まれました．インスリン抵抗性の発現には腹部内臓肥満が関係します．

● アディポネクチン
　脂肪細胞から分泌されるペプチドホルモンの一種．肝臓のインスリン感受性の亢進，動脈硬化の抑制，炎症の予防，心筋の肥大抑制など，多彩な生理作用を及ぼします．肥満になると分泌量が減少し

ます.

● GLP-1

グルカゴン様ペプチド-1（glucagon-like peptide-1）の略．小腸粘膜上皮から分泌される消化管ホルモンで，GIP（glucose-dependent insulinotropic polypeptide）とともにインクレチンと呼ばれます．膵臓からのインスリン分泌を促進しますが，分解酵素DPP-4（dipeptidyl peptidase-4）により速やかに不活化されるため，糖尿病治療用にDPP-4の阻害薬とGLP-1アナログ製剤が開発されました．

● 妊娠高血圧症候群

以前は妊娠中毒症と呼ばれていました．主として，妊娠後期に見られる高血圧とたんぱく尿を主とする一連の疾患群の総称で，妊娠32週未満に発症するものを早発型といいます．血管の攣縮による腎血流の低下によって，高血圧，たんぱく尿，浮腫を起こし，脳血管が攣縮すればけいれんや失神を伴う子癇を起こします．

● ラクナ梗塞

脳の基底核に多い直径0.4 mm以下の細い動脈に，小さな梗塞が起きた状態をいいます．もっとも多い原因は，高血圧により細い動脈に発生する動脈硬化です．ほとんどは無症状で，脳ドックなどで発見されます．リスク要因としては，高齢，女性，高血圧，喫煙，高クレアチニン血症などがあげられます．

● 肝性脳症

別名を肝性昏睡，門脈体循環性脳障害ともいいます．肝硬変が進行した場合や劇症肝炎などの重篤な肝障害によって肝機能が低下し，血液中にアンモニアなどが増えることにより引き起こされる意識障害です．

● 腎嚢胞

尿細管の一部が膨らみ嚢胞となったもので，1～2個の腎嚢胞は症状もなく，まれではありません．多発性嚢胞腎は，1,000～2,000人に1人程度の罹患率がある遺伝的疾患で，腎嚢胞の多発により巨大な腫瘤となり，患者の半数は60歳代までに終末期腎不全となります．高血圧や脳動脈瘤などの合併もあります．

3 国民医療費

1）国民医療費の概要と推移

① 医療費とは何か

まず，医療とはどのようなものをさすのか考えてみましょう．

病気になって医師に診てもらう，これは医療です．ですから，診療所や病院にかかる費用が医療費であることはすぐに分かります．そこで使われている薬剤や検査の費用も医療費に入れるべきです．看護師や管理栄養士を雇う費用も医療費でしょう．ベッドや医療施設・機器のメンテナンスの費用も入れるべきかもしれません．手術室で使う備品や消毒薬，メスや縫合針，縫合糸も必要です．手術後のリハビリテーション費用も入ります．訪問看護の費用も必要です．

また，日本には伝統的医療として鍼灸治療や柔道整復師による治療，漢方薬治療などがあります．そのほか，医療に関係することとしては，妊娠・分娩にかかる費用，歯科医療，義肢・装具費用などがあります．予防活動としては，健康診断の費用，予防接

種の費用などがあげられます．

OECD（経済協力開発機構．ヨーロッパ諸国を中心に日・米を含め30カ国の先進国が加盟する国際機関．http://www.oecdtokyo.org/）では，医療費（health expenditure）に，病・医院で処方された以外の薬，公衆衛生費，施設管理運営費，研究開発費を含んだ総医療費という考え方を採用していますので，上記のほとんどが含まれます．

② 日本の国民医療費

ところが日本の国民医療費は違います．厚生労働省のホームページ（http://www.mhlw.go.jp/）を見てみましょう．国民医療費には以下のものが含まれます．

- 病院や診療所など，医療機関において現物給付されたもの
- 調剤費
- 入院時食事・生活医療費
- 訪問看護医療費
- 健康保険などで支給される移送費・補装具費
- 歯科医院や施術所（鍼灸院・接骨院）において受けた医療行為に対して，一旦全額負担した後に還付される療養費

入院期間中の食事費用は，健康保険などの医療保険から支給される入院時食事療養費と入院患者が支払う標準負担額でまかなわれます．入院時食事療養費の額は，厚生労働大臣が定める基準に従って算出した額から，平均的な家計における食事を勘案して厚生労働大臣が定める標準負担額を控除した額となっています．

③ 医療保険で扱われる管理栄養士業務

医療保険で扱われる栄養関係の業務については，いずれ詳細に勉強する必要が出てく

表4-2 医療保険で扱われる管理栄養士業務

外来栄養食事指導料（初回260点，2回目以降200点*）
　入院中でない患者で，特別食等**を必要とするものに対して，具体的な献立によって指導を行った場合（初回の指導を行った月は2回，その他の月は月1回に限り算定．医師の指示に基づく）

入院栄養食事指導料（初回260点，2回目200点***）
　入院中の患者で，特別食等を必要とするものに対して，具体的な献立によって指導を行った場合（入院中2回を限度として算定．医師の指示に基づく）

集団栄養食事指導料（80点）
　特別食を必要とする複数の患者に対して，栄養指導を行った場合（患者1人につき月1回に限り算定．医師の指示に基づく）

栄養サポートチーム加算（200点）
　急性期一般病棟でNSTにより栄養状態改善の取組が行われた場合（週1回）

在宅患者訪問栄養食事指導料（530点†）
　居宅療養中で通院が困難な患者で，特別食を必要とするものに対して，診療に基づき計画的な医学管理を継続して行い，かつ，管理栄養士が訪問して具体的な献立によって実技を伴う指導を行った場合（月2回に限り算定．交通費は患家の負担）

*　1点は10円（2019年8月現在）．
**　特別食以外に，ア がん患者，イ 摂食機能または嚥下機能が低下した患者，ウ 低栄養状態にある患者，が含まれる．
***　有床診療所（病床数が19までの入院治療のできる診療所）では初回250点，2回目190点．
†　同一建物居住者の場合，2〜8人では480点，それ以外では440点．

るでしょう．ここでは簡単に管理栄養士業務の項目とその特徴だけ**表 4-2** に列挙しておきます．

　厚生労働大臣が定める特別食とは，腎臓食，肝臓食，糖尿食，胃潰瘍食，貧血食，膵臓食，脂質異常症食，痛風食，フェニルケトン尿症食，楓糖尿症食（メープルシロップ尿症食），ホモシスチン尿症食，ガラクトース血症食，治療乳，無菌食，特別な場合の検査食（単なる流動食および軟食を除く）です．具体的には，

・心臓疾患および妊娠高血圧症候群などの患者に対する減塩食
・高度肥満症（肥満度が＋70％以上または BMI が 35 以上）の患者に対する治療食
・高血圧症の患者に対する減塩食（塩分の総量が 6 g 未満のものに限る）
・食物アレルギーをもつことが明らかな 9 歳未満の小児に対する小児食物アレルギー食

などです．また，チューブを使って鼻から胃などへ流動食を送る鼻腔栄養は，注入回数を問わず 1 日につき 60 点算定されます．精神科デイケアの食費は，おおむね入院時食事療養費の基準に準じるものとし，医療費に算定されています．

　2006 年からは，保険医療機関にかかると医療内容区分ごとの点数が記載された領収証が発行されていますので，受診された方の領収書を見せてもらってください．どのような区分にどれくらいの点数がついているか確認してみるとよいでしょう．

④ **医療費の動向**

　表 4-3 を見てください．国民医療費は 1954 年以降，毎年，推計値が発表されています．これによると毎年 10％以上の伸び率を示していたものが，1980 年代に入って抑制がかかってきたことがよく分かります．特に 2000 年度と 2002 年度は前年度に比べマイナスになっている（△のマークはマイナスを表します）のが分かるでしょう．ではその理由は何でしょうか？

表 4-3 国民医療費の年次推移

年度	国民医療費（億円）	対前年度増減率（％）	一人あたり国民医療費（千円）	対前年度増減率（％）
1954	2 152	…	2.4	…
1965	11 224	19.5	11.4	17.5
1975	64 779	20.4	57.9	19.1
1985	160 159	6.1	132.3	5.4
1995	269 577	4.5	214.7	4.1
2000	301 418	△ 1.8	237.5	△ 2.0
2002	309 507	△ 0.5	242.9	△ 0.6
2006	331 276	△ 0.0	259.3	0.0
2010	374 202	3.9	292.2	3.5
2014	408 071	1.9	321.1	2.0

1) 2000 年 4 月から介護保険制度が施行されたことに伴い，従来国民医療費の対象となっていた費用のうち介護保険の費用に移行したものがあるが，これらは 2000 年度以降，国民医療費に含まれていない．
2) 一人あたり国民医療費を算出するために用いた人口は，総務省統計局による「国勢調査」および「推計人口」の総人口である．

（厚生労働省ホームページより，一部改変）

理由は一つとは限りませんが，政府が主要に考えているものは，表の脚注に書いてあります．ですから表を見るときは必ず脚注もよく読むようにしてください．また，脚注以外に資料本文を詳細に読むと，2002年度には薬価を除く診療報酬本体で初のマイナス改定を行ったことが分かります．これらの改定などにもかかわらず医療費増加の動きは止められません．その一番の理由は何でしょうか？　考えてみてください．

国際比較も重要です．OECDのデータを調べて日本の医療費が主要国中，何位くらいかを調べてみましょう．

⑤ 医療費は誰が負担しているか

日本では保険診療の場合は健康保険から費用が負担されますので，病院などの窓口では一部負担だけですみます．2018年8月現在，原則として，

・被保険者（保険料を払っている人），被扶養者（被保険者の扶養家族）ともに一律3割
・未就学児は2割（自治体で別途公費補助あり）
・70歳以上の者で一般の人は2割（ただし現役並み所得者は3割．また2014年3月31日以前に70歳に達した人については1割）

を窓口で支払うことになっています．入院の場合は入院時食事療養費の負担が必要です．また，高額療養費制度というものがあって，年収に応じ，世帯単位で基準を超えるよう

表 4-4　国民医療費の制度区分

制度区分
国民医療費
公費負担医療給付分
生活保護法　　結核予防法　　精神保健及び精神障害者福祉に関する法律[1]
障害者自立支援法[1]　　その他[2]
医療保険等給付分
医療保険
被用者保険
被保険者　被扶養者　高齢者[3]
全国健康保険協会管掌健康保険（協会けんぽ）
組合管掌健康保険　船員保険　国家公務員共済組合
地方公務員共済組合　私立学校教職員共済組合
国民健康保険
高齢者以外　高齢者[3]　退職者医療制度
その他
労働者災害補償保険　その他[4]
老人保健給付分
患者負担分
全額自費　公費・保険または老人保健の一部負担

1) 身体障害者福祉法，児童福祉法，精神保健及び精神障害者福祉に関する法律により負担していた医療費の一部が2006年4月から障害者自立支援法に組み込まれた．
2) 母子保健法，児童福祉法等による医療費および地方公共団体単独実施に係る医療費である．
3) 2003年度より被用者保険および国民健康保険適用の高齢者（70歳以上）を別掲とした．
4) 国家公務員災害補償法，地方公務員災害補償法，独立行政法人日本スポーツ振興センター法，防衛省職員給与法，公害健康被害の補償等に関する法律および健康被害救済制度による救済給付による医療費である．

（厚生労働省ホームページより，一部改変）

な負担には償還払いがあります（年収370～770万円世帯で月額約8万円）．

美容整形・歯科矯正などの自由診療（保険外診療）の場合は全額患者負担となります．また，はり師・きゅう師・あん摩マッサージ指圧師が行う施術，柔道整復師が行う施術の費用は取り扱い（請求・計算・負担方法）が異なりますが，健康保険とほぼ同様に扱われています．

表4-4を見てください．日本の複雑な保険制度を反映して，制度区分が細かく書かれています．今は，この区分の多さを印象に留めておけば十分です．

2) 生活習慣病関連の医療費

① 医療費の出費の区分

医療費の出費区分として，厚生労働省のホームページを見ると，「診療種類別国民医療費及び構成割合の年次推移」「性，年齢階級，一般診療－歯科診療別国民医療費，構成割合及び人口一人当たり国民医療費」「性，傷病分類，入院－入院外，年齢階級別一般診療医療費」が掲載されていますので，ご覧ください（http://www.mhlw.go.jp/toukei/list/37-21.html の「結果の概要」など）．ここでは傷病分類別の出費に注目してみましょう．

上記のうち「性，傷病分類，入院－入院外，年齢階級別一般診療医療費」では，傷病がローマ数字のI～XIX（1～19）に分類されています．この分類は日本の統計で使われている分類方法です．この19種類を詳細に見るのは難しいので，このなかで栄養と生活習慣に密接であると思われる，結核，悪性新生物，糖尿病，高血圧性疾患，虚血性心疾患，脳血管疾患，喘息，胃潰瘍および十二指腸潰瘍，肝疾患，糸球体疾患・腎尿細管間質性疾患および腎不全の10疾患に注目してみましょう．

表4-5 ある年の傷病分類，入院－入院外，年齢階級別一般診療医療費（単位：億円）

傷病分類	総数	入院外 総数	入院外 70歳以上 %	入院外 75歳以上 %
総数	287,447			
結核	265	60	46.7	35.0
悪性新生物	33,792	10,957	45.0	28.8
糖尿病	12,076	8,953	47.2	31.0
高血圧性疾患	18,890	16,718	60.8	45.7
虚血性心疾患	7,503	2,205	66.4	50.1
脳血管疾患	17,730	3,064	68.4	53.2
喘息	3,445	2,868	21.2	15.3
胃潰瘍および十二指腸潰瘍	4,537	3,622	42.8	30.0
肝疾患	1,722	876	39.0	25.2
糸球体疾患，腎尿細管間質性疾患および腎不全	15,061	11,058	42.2	27.7
小計	115,021	60,381		

（厚生労働省ホームページより，一部改変）

② 生活習慣病に区分されるものはどれか

　表4-5に，これら10疾患の値を抜き出してみました．総数（総額）28兆7,447億円のうち，この10疾患の占める額は11兆5,021億円で，約40％になります．また入院外医療費に注目すると，10疾患の総数は6兆381億円となり，約52％は入院外で出費されていることが分かります．

もっと知りたい人への推薦図書

1）渡邊　昌：栄養学原論．南江堂，2010.
　　食品から排泄までを扱う栄養学の広がりがよく整理され，体系化されています．病理学や疫学なども含め，それぞれの分野がどのような考えで発展してきたかということが人物を軸として書かれていますので，ドキュメンタリーのように引き込まれると思います．栄養学をこれから学ぼうとする人たちに座右の書として置くことを推薦します．

2）木村修一，香川靖雄監修，L・キャスリーン・マハン，ほか著（越智由香，ほか訳）：食品・栄養・食事療法事典．ガイアブックス，2014.
　　米国で11版を重ねる食事療法の事典．35,000円するが，1回温泉に行ったと思って手元に置けば一生もので，栄養に関するすべてが分かる．米国の栄養士はこんなに勉強するのかという刺激にもなる．

3）渡邊　昌：新・統合医療学．メデイカルトリビューン，2014.
　　西洋医療の壁を超えるように世界の補完・代替医療を研究して，「食，こころ，体」を整えることで「いのち」を輝かせる生き方を得られるように統合医療を体系化しました．これからの地域包括診療や，介護，医療現場で働こうという人に役立ちます．

4）渡邊　昌：科学の先－現代生気論．キラジェンヌ出版，2015.
　　生きる目的，スピリチュアルライフとは何か，ということを進化論から解き明かし，哲学，宗教も包括して現代生気論として新しい概念を提唱しています．

5）渡邊　昌：食で医療費を10兆円減らせる．日本政策センター，2015.
　　自分の糖尿病を食事と運動で克服した体験から，治未病の重要性を説き，社会全体で一次予防，二次予防，三次予防の重要性を認識して対策をとることで医療費削減を達成できること示しています．具体的な提案や指摘が多く，新書版なので一読するのによいでしょう．

6）渡邊　昌：病理学テキスト．文光堂，2010.
　　管理栄養士のカリキュラムから病理学が除かれ，病理学を学ぶ機会が大幅に減りました．しかし，特に病院で働こうとする者にとって，病名やその意味するところを正しく理解しておくことは，医師や看護師と話す時に必須です．言葉が通じなければ栄養サポートチームもまったく機能しません．本書は内科，外科，婦人科，小児科というように，診療科別に構成されているので病院実習にも役立ちます．また，著者の病理医としての経験から手書きの図が多く，病態生理学的説明も多いため理論も理解しやすくなっています．

7）武内和久，竹之下泰志：公平・無料・国営を貫く英国の医療改革．集英社，2009.
　　イギリスの医療改革について，成果と残された課題などを紹介しています．わが国が今後，国民医療費をどのように捻出・配分すべきか議論するうえで参考になります．

8）伊藤周平：後期高齢者医療制度　高齢者からはじまる社会保障の崩壊．平凡社，2008.
　　2008年から始まった後期高齢者医療制度の本質を指摘．高齢化社会にあって，どのように医療制度を構築していくべきかを考えてみましょう．

9）本川　裕：統計データはおもしろい！　相関図でわかる経済・文化・世相・社会情勢のウラ側．技術評論社，2010.
　　膨大な社会データをもとに相関図を作り，そこから見えてくる事実を分かりやすく解説しています．データ処理とは何かを勉強するうえで役立つことでしょう．

また，入院外医療費における年齢階級別の出費割合の一部を計算してみました．70歳以上の人が45％以上を占める疾病は，結核，悪性新生物，糖尿病，高血圧性疾患，虚血性心疾患，脳血管疾患でした．特に虚血性心疾患と脳血管疾患は75歳以上の人で50％以上を占めています．

　これらの疾患が，いわゆる生活習慣病といわれて医療費増加の原因として注目されています．最新のデータを厚生労働省のホームページで確認してみてください．しかし，それだけでは単に数字の変化を追っていることになります．本当に重要なのは，その数字の変化をもたらしたものが何であり，有効な対策は何かを読み取ることです．

　さて皆さんはこれらのデータから何を読み取られるでしょうか？　また次に調べるべき資料は何でしょうか？　考えてみてください．

第Ⅱ編

卒業までに知っておきたいこと

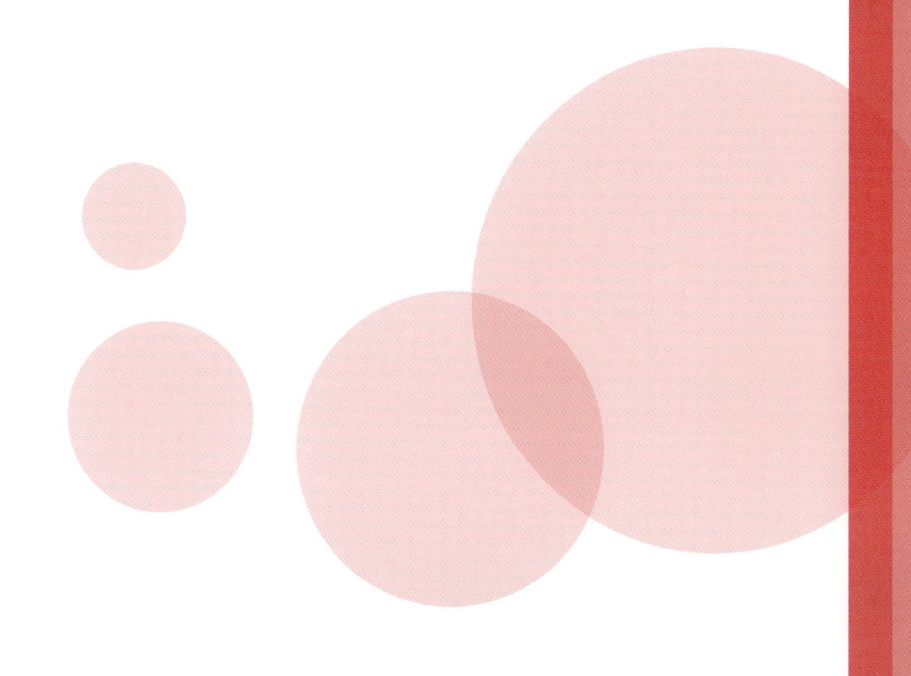

第5章 生命の尊厳と生命倫理観

学習到達ポイント

1. 生命倫理，死・生命観，個体の死の概念・定義や生物学的な個体の死を理解する．
2. 医療・科学技術の進歩に伴う生命倫理観の変遷を説明できる．
3. 食を介した健康の維持・増進，病気の予防・治療など，管理栄養士として基本的な責務を理解し，関連分野の知識・技術の習得，研究心の向上などに努めることを知る．
4. インフォームド・コンセント，科学的根拠に基づいた支援・指導，守秘義務，信頼関係醸成への努力など，対象者に対する責務を理解する．
5. チーム医療・ケアに携わる関連専門職の一員として，他職種との相互理解を高める努力の必要性について理解する．胃瘻など具体的課題を考える．
6. 社会に対する情報の発信，社会活動や公衆衛生活動への積極的な対応などの社会的責務を自覚する．

1 生命の倫理

1）生命倫理，綱領，生命観

① 生命倫理

　倫理（ethics）の意味は，『大辞泉』（小学館）で「人として守り行うべき道．善悪・正邪の判断において普遍的な規準となるもの．道徳」とあって道徳（morality）と同じ意味ですが，倫理という言葉には道徳の原理を検証する倫理学の意味も含みます．生命倫理（bioethics）は医療・生命科学の分野で医療者・研究者の守るべき倫理です．これは新しい倫理のように思われますが，医療は患者の健康・生命，家族の幸福に直結しますので，古代から医療技術とともに医療者に倫理が厳しく求められてきたのです．

　管理栄養士が患者に接する場合も含めて，医療の本質は人類愛に基づく行為であり，自分の利益のためではなく，患者の利益のために奉仕することが倫理の基本です．東洋では伝統的に「医は仁術」とされてきました．医聖と呼ばれる西洋のヒポクラテス，東洋の張仲景（150？～219）はそれぞれの著書のなかで医の倫理を述べています．図5-1は欧米の医師が必ず宣誓するヒポクラテスの誓いの一部です．宣誓は「私は能力と判断の限り患者に利益すると思う養生法をとり，悪くて有害と知る方法を決してとらない．頼まれても死に導くような薬を与えない」というのが概略です．しかし，「頼まれても死に導くような薬を与えない」などの部分は，本項で後述する安楽死を認めるオランダ，尊厳死を認める米国など多数の国には応用できません（図5-1下）．

　これに対して，日本では過去に何度も安楽死，尊厳死の試みがありましたが，いずれも後述のように医師が行っても殺人罪の判決が下っています．実際に，生命倫理に従う

> **ヒポクラテス**
> 紀元前460〜377年
>
> **ヒポクラテスの誓い**：私は能力と判断の限り患者に利益すると思う養生法をとり，悪くて有害と知る方法を決してとらない．頼まれても死に導くような薬を与えない*．
>
> ヒポクラテス全集

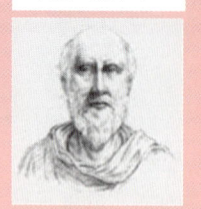

＊オランダ：2001年　安楽死法制定
　米国：1990年　安楽死の自己決定権法制定

図5-1　医聖は実証的医学と生命倫理の基礎を築いた

といっても，国民の生命・健康を守るためには，個人の良心あるいは意見の多様な倫理ではなくて，刑法や医師法に厳しい規定があることを忘れてはなりません．

医療に関して古い法律では，紀元前18世紀中ごろのハンムラビ法典に有名な「目には目を（目を損傷させた者の目を損傷する）」や「手術で患者を死なせれば医師の指を切り落とす」などの恐ろしい条文があります（図5-2）．これは罪刑法定主義といって，ゆきすぎた報復の連鎖を絶つ目的があるのです．

医療関係の法規は，安楽死と同様に国によって大きく異なります．フランスのように事故死の方からの脳死移植には本人の生前意思確認を要しない国（博愛の理念），中国の一人っ子政策をはじめ，個人の希望より社会の利益を優先する国（仁の理念）などについて現代ではさまざまな議論があります．

人類愛といえば誰でも賛成するでしょうが，安楽死，尊厳死，脳死臓器移植，社会的利益の優先の4つの例を看護学生に聞いてみた結果が図5-3です．これは医学生でも栄養士でもほぼ同様の傾向でした．尊厳死については圧倒的多数が賛成であるほかは大変意見が分かれていて，生命倫理の具体的応用には数学の解答のように定まった正解がないのです．宗教や国によって戒律や法規が違い，時代によって生命倫理の法規が変更

> バビロニアのスーサから出土した玄武岩に刻まれた楔型文字文．この法典は民法，刑法，商法，訴訟法など，前文，282条からなる本文，後文の三構成である．

> 「目には目を，歯には歯を」は法典196・200条にある（旧約聖書，新約聖書にも記述）．罪刑法定主義，ゆきすぎた復讐・再報復の乱れを抑制．
> 患者を手術して死なせたり，盲にした時は医者の指を切り落としてよい．

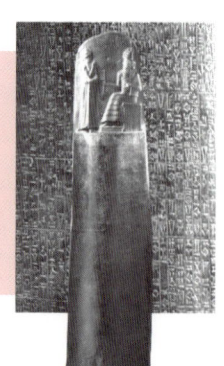

図5-2　ハンムラビ法典　外科医の記述（紀元前18世紀中ごろ）

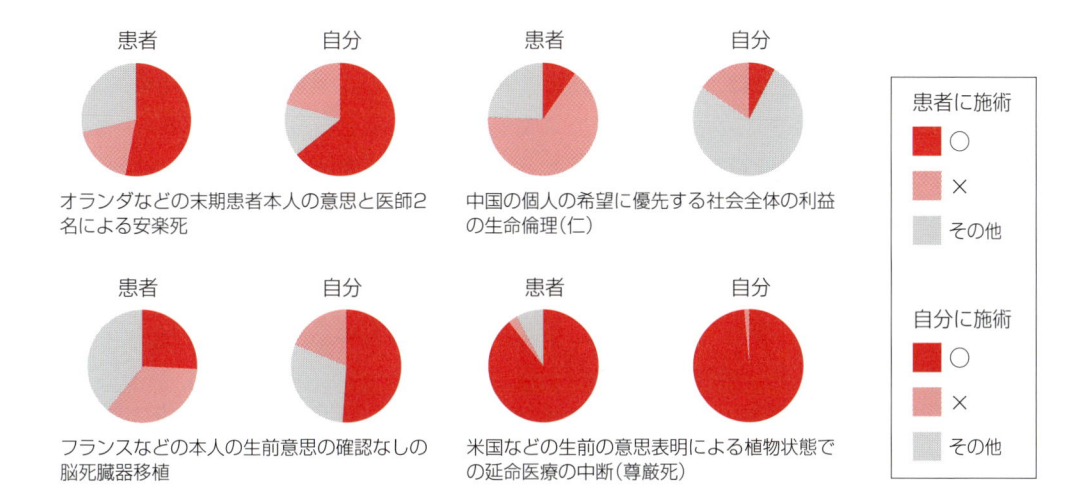

患者	自分	患者	自分	
オランダなどの末期患者本人の意思と医師2名による安楽死		中国の個人の希望に優先する社会全体の利益の生命倫理（仁）		患者に施術 ■ ○ ■ × ■ その他 自分に施術 ■ ○ ■ × ■ その他
フランスなどの本人の生前意思の確認なしの脳死臓器移植		米国などの生前の意思表明による植物状態での延命医療の中断（尊厳死）		

図 5-3　脳死，安楽死，尊厳死，社会利益の優先に正解はない
（香川靖雄，ほか：遺伝子解析と倫理．最新医学，61（3）：469-84, 2006 より）

されていくことがよく分かります．

　生命の尊厳を守るのが生命倫理であると後述の宣言や綱領にも第一に述べられています．しかし，生命と呼ばれるもののなかには，危険な病原菌や有害動物のように除去すべき生命もあります．戒律の厳しい仏教の宗派では，殺生戒といって動物の生命を絶つことを禁止していますが，栄養士から見れば健康上疑問ですし，植物にも生命があるのです．また人体の体細胞のなかには，皮膚や小腸の上皮細胞のように個体の生命維持のために毎日失われていく生命も無数にあります．生命の尊厳と障がい胎児の中絶も意見が分かれます．

② 生命倫理の綱領

　まず，誰でもほぼ賛成できるような「倫理の宣言」や「倫理綱領」を学びましょう．生命倫理に関しては，2005年にユネスコから「生命倫理と人権に関する世界宣言」が出されました．基本原理（principle）は，①自己決定（autonomy），②善を行う（beneficence），③公正（justice），④平等（equality），⑤誠実・同情などの徳目（virtue），です．生命倫理には意見の分かれる多元性がある一方で，大多数が賛成できる普遍性があるのです．そこで「管理栄養士・栄養士倫理綱領」（2014年改訂）を読み，現場で協力する「看護者の倫理綱領」（2003年制定）との相違を見てみましょう．

管理栄養士・栄養士倫理綱領（2014年改訂）

　公益社団法人日本栄養士会は下記の綱領を最近，改訂しました．その前文にあるように，本倫理綱領は，すべての人々の「自己実現をめざし，健やかによりよく生きる」とのニーズに応え，管理栄養士・栄養士が，「栄養の指導」を実践する専門職としての使命（下記1.）と責務（2.）を自覚し，その職能（3.）の発揮に努めることを社会に対して明示するものです．

　　1. 管理栄養士・栄養士は，保健，医療，福祉及び教育等の分野において，専門職として，この職業の尊厳と責任を自覚し，科学的根拠に裏づけられかつ高度な技術

をもって行う「栄養の指導」を実践し，公衆衛生の向上に尽くす．
2. 管理栄養士・栄養士は，人びとの人権・人格を尊重し，良心と愛情をもって接するとともに，「栄養の指導」についてよく説明し，信頼を得るように努める．また，互いに尊敬し，同僚及び他の関係者とともに協働してすべての人びとのニーズに応える．
3. 管理栄養士・栄養士は，その免許によって「栄養の指導」を実践する権限を与えられた者であり，法規範の遵守及び法秩序の形成に努め，常に自らを律し，職能の発揮に努める．また，生涯にわたり高い知識と技術の水準を維持・向上するよう積極的に研鑽し，人格を高める．

その注釈には，管理栄養士・栄養士は，その免許によって「栄養の指導」を実践する権限を与えられた者であることが書かれており，従来の綱領では触れられていなかったニーズの尊重が加わっています．

この綱領は保健・医療・福祉に最善を尽くし，差別を排し，人格を陶冶するというユネスコの基本原理の②〜⑤を満たしています．しかし，この倫理綱領だけでは抽象的で，現場の管理栄養士が尊厳死を希望する患者の経管栄養拒否というニーズの申し出をどうすればよいか分かりません．

これに対して，管理栄養士と同じ医療者であっても，看護者の倫理綱領の場合には全15条と詳しく，その前文で，「人々は，人間としての尊厳を維持し（中略）人間の普遍的なニーズに応え」ることを使命としていると述べてから，第1条に「看護者は，人間の生命，人間としての尊厳及び権利を尊重する」と明言しているのです．さらに，第3条に患者との信頼関係を築くこと，第4条に患者の「自己決定の権利を尊重し，その権利を擁護する」と明記されています．そして，その解説でも「(患者が) 自分自身で選択することができるように励ましたり，支えたりする働きかけも行う」と述べられています．管理栄養士は患者が望まない胃瘻を続けるべきかも問われています．

このような医療者間の相違の原因は，従来の管理栄養士業務は献立作成や栄養計算などが多く，患者に触れる機会が少なかったためであると思われます．現在は病棟ですべての患者の栄養アセスメントや栄養食事指導を行う「物から人へ」の業務の移行，看護者とのチーム医療に対応しなければなりません．

③ 生命観
a) 直観的な霊魂と物質

生物は生まれ，活動し，やがて死んでいきます．死とは生命の失われることですから，まず生命とは何かを考えなくてはいけません．この「生命とは何か」という考えを生命観といいます．生命は直接手に取って見ることはできない，難しい抽象的な概念です．しかし，たとえ生命を見ることはできなくても，今まで走り回っていた動物に矢が当たると動かなくなり，元気だった兵士が亡くなると息も返事もせず冷たくなっていくので，命が失われたと感じることができます．人の生死は重大な出来事ですから，古代から生命は畏敬の念をもって語られてきました．

たとえば，図5-4の古代エジプトの神が王に語った文章の至るところに生命（アネフ，'nh）という○の下にTを組み合わせたような文字がたくさんあります．古代エジプト

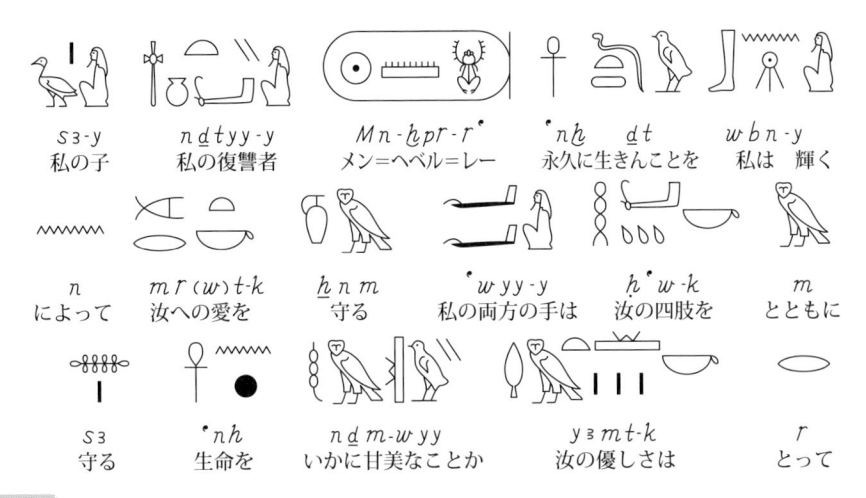

図 5-4 古代エジプトの神が王に語った文章（香川靖雄，編：生化学．東京化学同人，2000 より）
古代エジプト人は生命（アネフ：ʿnh）を敬っていた．神がトトメス 3 世に「永遠に生きんことを．命を守る」．

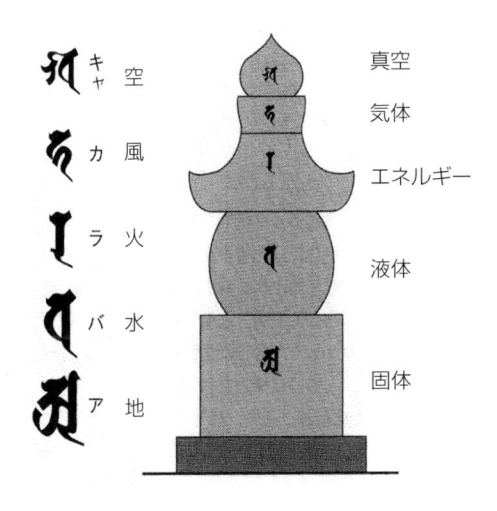

s3-y	ndtyy-y	Mn-ḫpr-rʿ	ʿnh	dt	wbn-y
私の子	私の復讐者	メン＝ヘペル＝レー	永久に生きんことを	私は	輝く

n	mr(w)t-k	ẖnm	ʿwyy-y	hʿw-k	m
によって	汝への愛を	守る	私の両方の手は	汝の四肢を	とともに

s3	ʿnh	ndm-wyy	y3mt-k	r
守る	生命を	いかに甘美なことか	汝の優しさは	とって

図 5-5 五輪塔（香川靖雄，編：生化学．東京化学同人，2000 より）
宇宙もその一部の生命も 5 つの要素からなると考える．生命観と物質観は一体．

（五輪塔図：キャ＝空＝真空、カ＝風＝気体、ラ＝火＝エネルギー、バ＝水＝液体、ア＝地＝固体）

人は霊魂の不滅を信じて遺体を保存していましたが，ミイラが生き返らないこと，遺体は結局土に戻ることが誰にでも分かります．

また，「食は命なり」といわれるように，本来物質にすぎない栄養素を摂取して，生命が維持されています．そこで，生命のあるものと物質とはどんな関係にあるかが古代から問題でした．生命観は物質観と表裏一体ですから，古代のインド哲学では宇宙も生命も空，風，火，水，地の五要素からなると考えたのです（図 5-5）．これは寺院の五輪塔や五重の塔に名残を留めています．風，火，水，地はそれぞれ気体，エネルギー，液体，固体と推定され，この 4 要素はギリシャ哲学と共通です．空は風と似ていますが，真空に相当することを発見したのがインド哲学の進んだところです．その後，化学の発

1 生命の倫理

達で100種以上の元素が発見され，物理学はさまざまなエネルギーを見出し，分子生物学はDNA，たんぱく質などの生体高分子が生命の担い手であることを明らかにしました．生命が宇宙と共通の元素によって担われ，エネルギーを変換しているという生命観は古代と共通なのです．

b) 生命の階層性と3要素

　生命をもつ生物を多数比べて，生命にはいろいろな階層があることを古代ギリシャの哲学者・生物学者のアリストテレス（前384～前322）が発見しました．生物には呼吸・代謝・増殖など植物にも動物にも人間にもある植物性機能を示す「植物的生命」，運動・感覚など人間と動物に見られる動物性機能を示す「動物的生命」，そして最後に人間だけにある精神を備えた「精神的生命」があることは，生命科学が発達した今日でも認められています（図5-6）．したがって，個体の生命はこれらの生命が一つに統合された有機的統一体というのが結論です．

　生命倫理で特に大切なことは，最高の精神機能をもち精神的生命とされる人体でも，脳死の状態や，取り出した筋肉などの器官では動物性機能があるということです．そして，生物の最小単位として自らを作り出せるのは細胞で，ここに植物性機能があります．さらに生命の一つの特徴とされる増殖はDNAに材料のヌクレオチドと酵素を与えるとDNA自体が複製されるのです．また，細胞を壊して取り出した酵素やミトコンドリアでも，部分的には代謝や呼吸という生命の一つの特色が見られます．さらに分解していくと最後は無生物界の分子や原子になります．

　生命を現代的に見ると，生命の場には生体物質があり，細胞という生体膜で仕切られた場に栄養素・エネルギー・情報が絶えず出入りして，増殖・呼吸などが行われています（図5-7）．現代生命科学では，それぞれ生体物質論，生体エネルギー論，生体情報

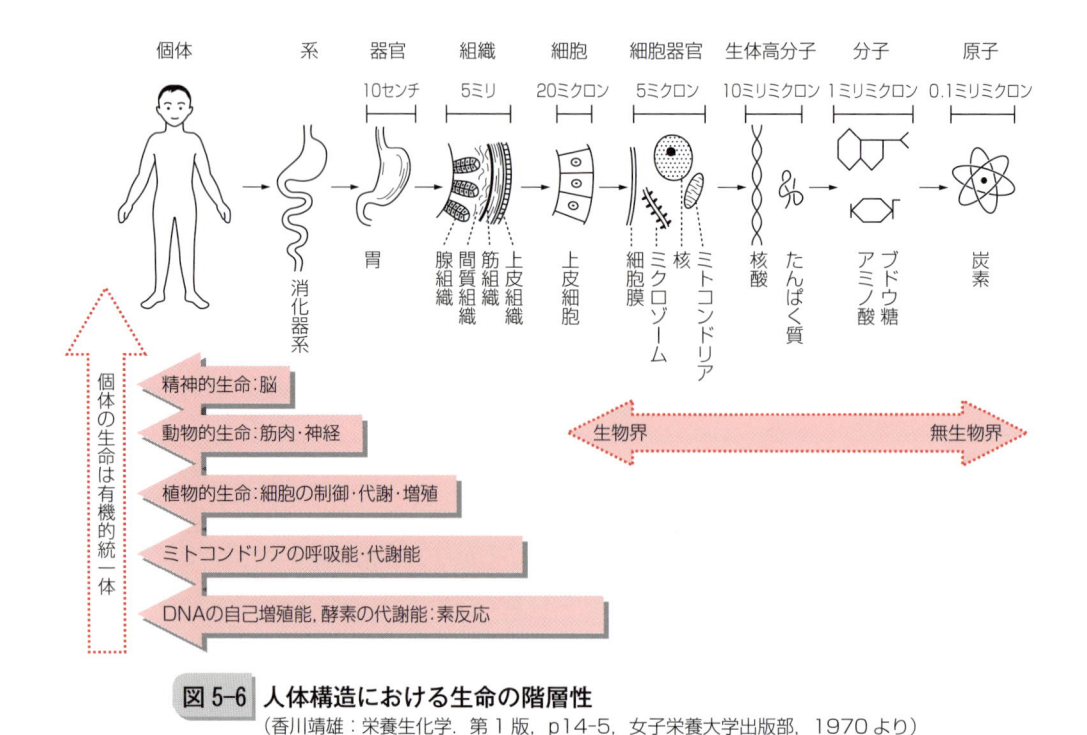

図5-6　人体構造における生命の階層性
（香川靖雄：栄養生化学．第1版，p14-5，女子栄養大学出版部，1970より）

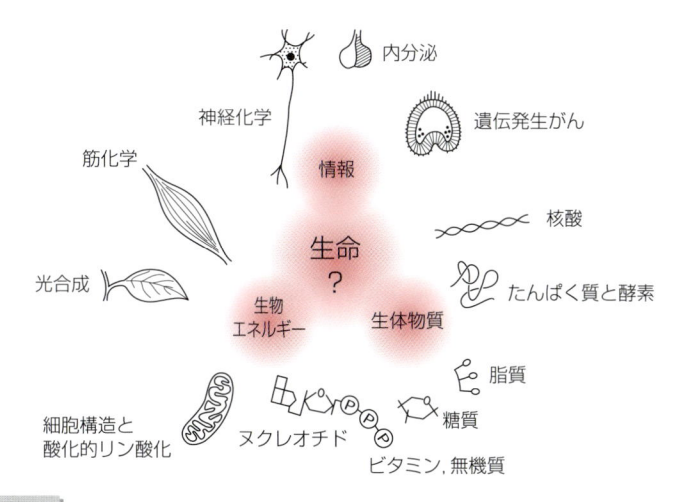

図 5-7 生命の3要素：物質，情報，エネルギー
（香川靖雄：栄養生化学．第1版，p12，女子栄養大学出版部，1970より）

論として扱われます．個体の神経・内分泌は情報を統合して，各器官の機能全体を調節し，有機的に統一体としています．個体の設計図であるDNAによって生物体が作られるのは事実ですが，個体や細胞の生死の前後でDNAが変化することはありません．生死の境で変化するのは，ATP（アデノシン三リン酸）という生物エネルギーの量で，ATPの合成には呼吸で取り入れた酸素が栄養素を酸化して得られたエネルギーが使用されます．次の項で述べるように，呼吸・循環の停止によってATPは失われ，神経・筋肉の活動を維持していた膜電位は消失します．

物質観・生命観で問題になることは物質と生命の起源です．現代では宇宙そのものが137億年前にビッグバンで生じ，生物の構成要素である元素が作られたとされています．生命の起源は原始海洋のなかで有機物が形成され，さらに生体高分子から細胞ができたことであると考えるのです．したがって，生命はヒトも遺伝子も，宇宙進化の過程で生まれた星雲と同様に星の子です．こうして現代では生命観と物質観が統一されたのです（図5-6，5-7）．

2）個体の死の概念・定義および生物学的な個体の死

① 個体は有機的統一体

個体の死は「心臓停止」「自発呼吸停止」「瞳孔の対光反射消失」の三徴候をもって医師が判定し，死亡診断書で確定します．個体は各階層の生命が有機的に統一された身体であって，その統一が失われた際に個体の死と定義します．ふたたび図5-6で説明すると，運動，感覚，呼吸，代謝，細胞増殖など個々の生物機能が残っている器官や細胞を取り出しても個体の生命があるとはいいません．個体中の60兆個の体細胞のなかには皮膚や小腸の上皮細胞のように個体の生命維持のために毎日失われていくものがありますが，このような部分の生命の死を個体の死とはいわないのです．逆に個体の死亡後しばらく臓器が生きていて移植できたり，爪や毛が伸びても個体が生存しているとはいえません．

しかし，臓器移植の時に問題となった脳死判定基準によって，個体の生命は各階層の生命の有機統一体であるという考えを進め，平坦脳波など脳幹を含めた全脳死も人の死であると判定することになりました．

② 脳死における個体死の判定

死亡診断書の基準は，心臓停止を基準とする上記三徴候の核心である心臓死と同じ意味でした．しかし，現在では人工心肺などの救命技術が進歩して，心肺停止状態でも脳を生かして意識を保ち，回復する可能性があるため，心肺停止と心臓死は同じ意味ではなくなりました．そこで，心肺停止による心肺脳すべての停止を「心臓死」と呼ぶようになりました．

一方，脳機能，特に呼吸循環系を支配している脳幹部が廃絶しても，生命維持装置とドパミンなど血圧維持用の医薬の使用で心肺機能を保っておけるようになりましたので，この状態を脳死と呼ぶようになりました．精神的生命がまったく失われた脳死を人の死と認めるべきか議論は決着していません．ただ，臓器提供を必要とする患者が多いために，臓器提供者が生前の意思を明示し，あるいは最近の法改正で家族が同意すれば，その場合に限り，脳死を人の死と認めるというのが日本の制度です．

日本では欧米諸国と異なり，家族の関与が大きく，患者と家族は共同体であるとする考え方が強いので，2009年と2010年に改正された「臓器の移植に関する法律」においても，脳死体からの臓器の摘出については本人の意思表示とともに家族の承諾を求めています．高度の認知症など大脳機能の完全な廃絶を植物状態と呼び，脳死と違って人工呼吸器なしの自発呼吸はできますが，精神的生命は死亡しているので，日本尊厳死協会（後述）では脳死だけでなく，植物状態でも延命医療の中止を決めています．

3) 医療科学技術の進歩に伴う生命倫理の変遷

① 問題提起：延命医療の苦しみ

なぜ栄養実践に生命倫理学が必要なのでしょうか．高齢社会となり，年間125万人以上の終末期患者の延命医療に多数の管理栄養士が接しています．20世紀後半になると，医学および医療が急速に進歩し，脳死や臓器移植などの高度かつ複雑な医療問題が登場して，延命医療が可能になってきました．

たとえば，日本のがん患者数は約300万人で，毎年37万人の方が主に病棟で亡くなっておられます．多くの方は激しい苦痛が続く末期がんでさまざまな苦しい延命医療を受けておられますが，管理栄養士はこれらの患者にどう接したらよいのでしょうか．経口摂取のできる方には，末期には，治療食ではなくて，一日でも食事を楽しんでいただくことはできないでしょうか．しかし，日本では「一人の命は地球より重いから，1分でも長く生かすのが医療者の責務である」という古来の倫理観のままの法規です．日本では延命医療を中断したことに対して殺人罪の判決がしばしば下されています．

さらに，日本は患者に対する鎮痛剤の使用が米国の40分の1と極度に少なくなっています（図5-8）．疼痛や放射線照射後の悪心嘔吐のために，管理栄養士が食事を勧めるのも困難な場合が多いのです．医師側の意見は，鎮痛剤が多いと呼吸麻痺が起こるか

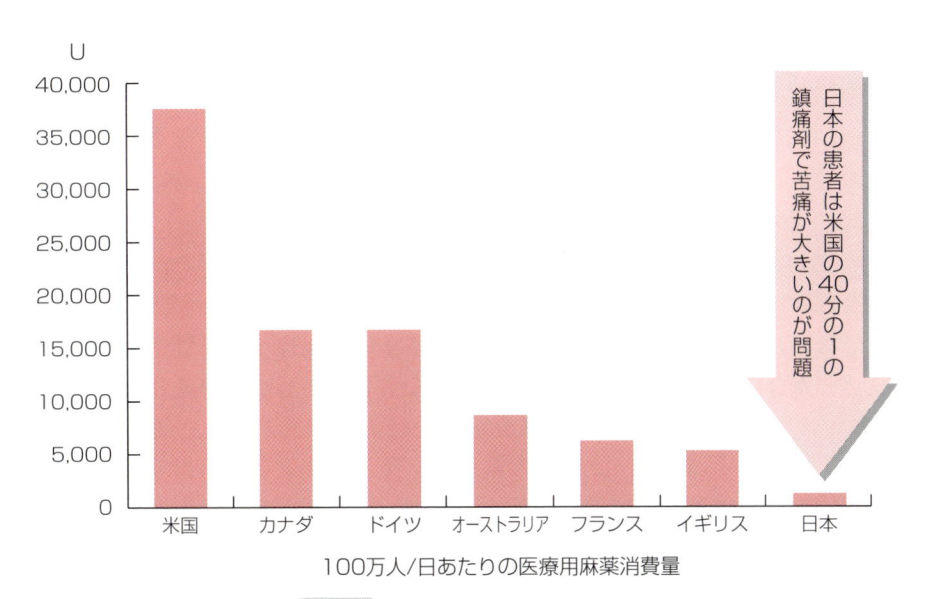

図 5-8 鎮痛剤使用量の国際比較

（グラフ：100万人/日あたりの医療用麻薬消費量（単位U）　米国 約37,500／カナダ 約17,000／ドイツ 約17,000／オーストラリア 約9,000／フランス 約6,500／イギリス 約5,500／日本 約1,000）

（図中注記：日本の患者は米国の40分の1の鎮痛剤で苦痛が大きいのが問題）

ら患者に危険である，麻薬の取り締まりの規則が厳しいので多忙な病棟ではできるだけ使いたくない，有名な患者を麻薬で死なせたら医師も病院も大変なことになる，などです．しかし，末期がんで大変な苦しみを何年も受けた作家・遠藤周作氏について，夫人の遠藤順子さんがその実態と希望を著書に詳しく執筆しています．

末期がん，脳死，重い認知症など，経口摂取ができなくなれば，まず中心静脈栄養，さらに長期では胃に孔を開ける経皮内視鏡的胃瘻造設術（PEG）で経管栄養をしなければなりません．さらに呼吸が困難となれば，気管に穴を開けて人工呼吸の管を挿管しますから，話すことはできません．気管挿管をすれば自分で排泄ができませんから導尿管を挿入します．さらに常時，循環系を監視する心電計，静脈圧計もつけ，薬物投与のための静脈注射カテーテルも留置します．このような人体に多数の管が挿入された状態は一般に「スパゲッティ症候群」といいます．

現在の日本では，回復・離脱の見込みのない約40万人の患者が経管栄養を行っています．こうして，ただ患者の肉体を長く生かしておいて，家族とも別れの言葉すら交わせず，孤独のうちに集中治療室で亡くなっていきます．このような不自然な延命医療は，現在の日本の法規と慣習に従って，管理栄養士をはじめ医療者の義務として実行しなければ有罪として処罰されます．しかし，これは患者の希望する人間としての尊厳はもとより，幸福やQOLとは大きくかけ離れた栄養実践です．そこで，日野原重明先生が「命は長さでなくて深さが大切」とおっしゃるように，QOLが強調されるようになったのです（本章推薦図書参照）．

② **安楽死と尊厳死の可能な諸国**

世界には，心身の激しい苦痛を除去して安らかな死を迎えることができるよう安楽死（euthanasia）を法制化した国もあります．たとえば医師，患者，家族の真摯な合意のもとにスイス，ルクセンブルク，オランダ，ベルギーでは年間数千人が安楽死していま

1　生命の倫理　103

す．また，積極的に死を導く安楽死と異なり，消極的に延命医療を中断し，苦痛を除いて安らかな自然死を迎える尊厳死（death with dignity）が米国やフランスをはじめ多くの国で法制化されています．これは患者の人権意識と自己決定権を尊重する国々で始まりました．2015 年のエコノミスト誌の「死の質」国際ランキングでは，イギリスなどの尊厳死，安楽死が法制化された国が上位を占めています．

　欧米人の精神的なよりどころであるキリスト教では，1957 年にローマ法王ピウス12 世が無益な延命医療を行うという義務から医療者を解放しました．欧米では ELDs（終末期の意思決定）が詳しく定められています．本項の問題提起の経管栄養は，欧米では離脱の見込みがない患者には行いません．自然な食事を楽しめない延命医療を断りたい患者が多いのです．2016 年の診療報酬改定で在宅医療推進のため，訪問栄養指導が①介護保険の居宅療養管理指導，②医療保険の在宅患者訪問栄養食事指導で増加しています．そのため，管理栄養士・栄養士が種々の倫理問題に直面するようになりました．

③ 日本における末期患者と栄養補給の中止

　①の問題提起への解決を日本で考えてみましょう．大部分の不治の末期患者は「回復の見込み」はないが「死が避けられない末期状態にある」とはいえず，栄養と水分の経管栄養による補給を続ける限りかなり長期間苦しみながら，約 40 万人が生き続けているのが日本の現状です．このような状況で，栄養・水分の補給中止は特に問題となります．欧米の尊厳死裁判では，栄養・水分の補給中止も自然な死を迎えるために必要と考えられています．しかし，日本ではまず，民法第 644 条で受任者には善良な管理者の委任事務処理の義務があり，民法第 697 条で義務なくして他人のために管理を始めた者はもっとも本人の利益に適する方法で管理することが堅く定められています．そこで，管理栄養士ら（受任者）は患者が飢餓死に至るのを認めることはできないと，医師に対して良心的拒否を行ったり，栄養補給中止を求める家族と裁判で争う事件も起こっているのです．困難なことに日本では判決例は裁判ごとに違っています．

　これに対して最近，日本老年医学会が策定した「高齢者の摂食嚥下障害に対する人工的な水分・栄養補給法の導入をめぐる意思決定プロセスの整備とガイドライン」（2012）に沿って行動することが勧められることになりました．このガイドラインは「倫理的妥当性は，関係者が適切な意思決定プロセスをたどることによって確保される．加えて，適切な意思決定プロセスを経て決定・選択されたことについては，法的にも責を問われるべきではない」と述べています．

④ 安楽死事件の違法性阻却 6 要件

　過去に安楽死事件に対する判決がいくつかあり，次の 6 要件を満たせば殺人罪に問われないかもしれないと考えられるようになりました．
　① 病者が現代医学から見て不治の病に罹患し，しかも死期が迫っていること．
　② 病者の苦痛が甚だしく，何人もこれを見るに忍びないこと．
　③ 病者の死苦の緩和を目的とすること．
　④ 病者の意識が明瞭である場合には本人の真摯な嘱託があること（自己決定権）．
　⑤ 医師の手によることを本則とし，これによれない時は首肯できる事情があること．

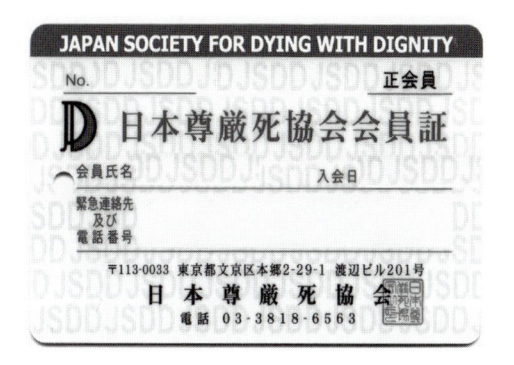

図 5-9 尊厳死を希望する時に病院に提示する「日本尊厳死協会」のカード

⑥ その方法が倫理的にも妥当なものとして認容しうること．

以上のなかで⑤，⑥の要件が欠けたため同意殺人罪で懲役1年の例があり，単独医師の判断による積極的安楽死も有罪になっています．

⑤ 解決策：緩和医療，尊厳死法制化
a）緩和医療

緩和医療とは治療を目的とした医療ではなく，鎮痛剤を十分に使用して，終末期の苦痛緩和を目標とした医療です．そこで行われる終末医療（ターミナルケア）は一般病院のような延命医療を目的とはしません．特に人間の精神面の重要性とQOLを重視して，終末看護において宗教者と医師，看護師，管理栄養士などによるチームワークでできるだけ有意義な人生の最期を迎えていただくのです．

緩和医療を目的とした終末医療病院がホスピスです．これは中世ヨーロッパのキリスト教の修道院兼診療所が前身といわれており，わが国でも全人的な医療支援を提供しています．ただ，日本には仏教を信仰する家庭が多く，仮に患者が末期に洗礼を受けると，通常の葬儀や菩提寺の墓地への埋葬で困難が起こる例もありました．これに対して仏教が運営するホスピスをビハーラといいます．これはサンスクリット語で安住の場所を意味し，仏教の慈悲心で心身の苦痛緩和の支援活動をしています．

b）尊厳死

日本にも尊厳死協会があり，12万人の会員は生前宣言（リビング・ウイル，living will）を所持しています．その概略は①延命医療は拒否する，②苦痛の除去は生命の危険を伴っても十分に希望する，③数カ月以上の植物状態では生命維持措置を中断する，の3点です．重症患者であれば，家族がそのカードを持参，提示すればよいのです（図5-9）．経管栄養を中断しても，終末期患者は飢えに苦しむことはないという知見があるからです．西欧の倫理の基本にあるアリストテレスの「ニコマコス倫理学」では，めざすべき最高善とは幸福とされています．ですから，欧米諸国は苦しむ患者の延命医療は拒否し，尊厳死や安楽死を立法化しています．尊厳死の立法化によって，患者は意義ある終末期を迎え，管理栄養士も民事上，刑事上の責任を問われない体制となります．「尊厳死法制化を考える議員連盟」は，2012年に「終末期の医療における患者の意思の尊重に関する法律案」を公表しましたが，現在でも立法化は困難です．

2 職業倫理

1) 管理栄養士としての基本的な責務

① 栄養と食の倫理

　人間は，必要な食物を必要量だけ捕獲して摂取し，栄養素を補給し，生命を維持しています．近代の農業技術や食物の加工技術の進歩により，食物の供給性，保存性，配分性さらに嗜好性を高めることができ，人々は栄養状態を改善し，豊かな食生活を楽しむことが可能になりました．

　しかし，このような技術革新は，一方で農薬の過剰使用，食物への異物混入や添加物の不正使用，消費期限切れの原材料の使用，賞味期限の改ざん，食材の産地や内容の偽装，さらには毒物混入など食品への信頼を揺るがす不祥事が多発する要因にもなってきました．日和佐はこのような食物の不祥事が社会問題化した2007年の事故を示しています（表5-1）．

　このような不祥事を予防して食物の安全性を確保するために，JAS法*や食品衛生法などさまざまな法規があり，これらが適正に実施されるような厳しい監視体制も取られています．ところが，このような法的規制がありながら，食物の安全性に関する事件や事故が発生するのはなぜでしょうか．そのたびに，法的規制と監視体制を強化する必要性の議論が国民的世論として起こりますが，たとえ法的規制や監視体制を強化したとしても，新たな事件や事故は発生するでしょう．なぜならば，不祥事の原因には，消費者の安心や安全を軽視し，利益や合理性を最優先した企業における企業倫理と，業務に携わる専門職の職業倫理の欠如が存在するからです．

　ここでは，特に職業倫理について記述します．

表5-1　2007年に発覚した食物に関する不祥事

1月	不二家	賞味期限切れの牛乳を原材料として使用
		シュークリームやプリンの期限表示延長
		スターバックスコーヒー，ユニバーサル・スタジオ・ジャパンでも期限表示切れの商品を販売
2月	ほっかほっか亭	消費・賞味期限切れのサラダ・うどんを販売
5月	オリザ油化・小林製薬・ファンケル・カネボウ　アレルギー表示をしていなかった
6月	ミートホープ	ミートコロッケ（牛肉）偽装
	サークルKサンクス	アレルギー物質誤表示
7月	北州食品（マルハグループ）　賞味期限切れの原料を使用
	大塚食品	期限切れ粉末調味料を使用
8月	石屋製菓	白い恋人の賞味期限改ざん
9月	伊藤ハム子会社	他県産豚肉を鹿児島産に偽装
10月	ダスキン	賞味期限切れのシロップを使用
	赤福	赤福餅製造年月日偽装，消費期限改ざん
	御福餅本家	御福餅の消費期限違反
	比内鶏	廃鶏を比内地鶏と偽装
	船場吉兆	消費期限の改ざん　牛肉・鶏肉などでの偽装表示
11月	マクドナルド	サラダなどの調理時間シールの張り替え
12月	ローソン	おでんの賞味期限改ざん

（日和佐信子：月報司法書士，433：40-5, 2008より）

②「倫理」とは

　天野は，倫とは本来仲間を意味し，倫理の倫とは「人の仲間，つまり人間や人間共同体」であり，倫理の理は「筋道」ということになり，倫理とは，「人間が人間として歩むべき道の原理」だとしています．したがって，栄養と食の倫理とは，「栄養と栄養に携わる人々に対する，人間として歩むべき道の原理」だと定義できるでしょう．

　ところで，人間の生命や病気を課題にする医学や医療の分野においては，生命倫理や医療倫理として倫理問題が古くから議論されてきました．水野は医療倫理の四原則をあげています．

　① 自律尊重原則（自律的な患者の意思決定を尊重する）
　② 無危害原則（患者に危害を及ぼすことを避ける）
　③ 善行原則（患者に利益をもたらす）
　④ 正義原則（利益と負担を公平に分配する）

　しかし，栄養や食の領域では最近まで，倫理に関する議論は皆無でした．人間は食事を通して生命をつないでいますが，日常的な食事の場面では，食中毒を除いては食事が直接的に生命を維持するうえでのリスクになるとは考えられなかったからです．むしろ，人間は長きにわたり食料不足による栄養欠乏症や飢餓に悩まされてきたために，食物は生命に不可欠なものであり，安全性も長期にわたる食経験により検証されたと信じてきました．

　医療においても，食物は薬物に比べて副作用は少なく安全なものだと考えられ，給食や食事療法に従事する栄養士においては，安全である食物を取り扱う職業として，その職業倫理が問われることはありませんでした．つまり，栄養や食に携わる専門職の知識や技術は，栄養価が高い食物の選択とその有効活用，さらにおいしく作る調理技術に焦点が集中していたために，専門職としての職業倫理を考慮するような場面は少なかったことが考えられます．

　ところが，前述した2007年に多発した食物の不祥事の多くや，その後に発生した中国製冷凍餃子事件*や事故米不正転売事件*は，食の安全を維持するための制度上の問題で起こったのではなく，限られた人間が不正を知って起こした事件であり，犯罪だと考えられます．事件や犯罪を防ぐためには，法的規制により予防体制を強化することも必要ですが，それ以上に問われることは，事件を起こした関係者の倫理の欠如です．

　もし，栄養や食の安全性を担保するために，倫理の議論をせず法や規制の強化のみを行えば，農薬や食品添加物の使用が著しく制限され，食料の増産や保存，さらに添加すべき栄養素の調整が制限され，食料の安全で安定した供給は困難となります．そして，規制違反の食品が逆に増大し，食品に対する不安は増大することになるでしょう．栄養と食に関する適正な「倫理と規制」の両輪が揃って，私たちは安全で安定した食料を安心して手に入れることができるようになるのです．

③ 栄養業務の変化と管理栄養士の職業倫理

a）「献立の栄養管理」からの転換

　1970年代，アメリカではhospital malnutritionが大きな注目を浴びました．入院患者の約半数が栄養失調状態にあり，このような状態を放置しておくと，手術や薬物の治

療効果が低下し，入院日数が増加し，結局，患者のQOLが低下して医療費や介護費の増大を助長することが分かってきたからです．従来，医療機関での食事は，医師が処方した食事箋に従って栄養士が献立を作成し，調理師が料理を作り，患者に提供する仕組みができています．しかし，このような仕組みで提供された食事を食べている患者に多くの低栄養障害（malnutrition）が発現し，このことが病気の治療効果を低下させていることが明らかになったのです．

このことから，病院給食における栄養管理を，「献立の栄養管理」から「患者個々の栄養状態を改善するための栄養管理」に転換させることが要求されました．つまり，栄養管理は，まず傷病者の病態と栄養状態を総合的に評価・判定し，もっとも重要性の高い目標を設定して，栄養補給を総合的に検討することが必要となったのです．栄養補給には，食事による経口栄養法だけではなく，カテーテルを用いた経腸栄養法や経静脈栄養法があり，病者用の栄養剤や病者用特別用途食品などが使用されるようになりました．

傷病者の栄養状態を改善する栄養管理を適正に行うために，「マネジメントケア」が導入され，2000年の栄養士法改正に伴って2003年からの管理栄養士の教育・養成目標には，マネジメントケアを基本とした栄養管理の知識と技術の修得が求められています．

管理栄養士の具体的業務も変化してきました．2006年，診療報酬に「栄養管理実施加算」が導入され，ベッドサイドでの栄養管理が日常業務として正式に組み込まれました．さらに，2010年からは急性期病院でのハイリスク者を対象にした「栄養サポートチーム加算」が創設されました．以上のことから，医療や福祉における管理栄養士の業務は，傷病者への対人業務が中心となり，他の医療・福祉従事者と同様に，医療・福祉者としての職業倫理が問われることになったのです．

b）専門職としての管理栄養士

わが国では，専門家と専門職の定義が曖昧ですが，専門家（expert）とは，ある分野で高度の知識や能力をもった人たちのことであり，専門職（professional）とは，ある分野の学術・技術・技能に対して特殊の能力をもち，そのことを公言し，社会に応用および実践することを職業としている人たちのことです．

「栄養学者」は，栄養学について高度の知識をもてば，どのような職種でも，資格がない者でも名乗ることができますが，管理栄養士は，専門的な知識と技術を有すると同時に，国が定めた養成校を卒業して国家試験に合格し，国家資格を有する必要があります．しかも，専門性を職業にするためには，①その行為が自分の生計を維持するための継続的活動であること，②社会の存続と発展に寄与すること，さらに③その人が人格的価値を備えていること，が必要になります．したがって，専門職は，専門的に有能であると同時に，法的規範を守ることと倫理的な行動が取れることが必要とされます．額賀は，専門職の特徴として，下記の5つをあげています．

① 公共益に貢献し，公共サービスをもたらすこと
② 抽象化・体系化された専門知識の教育と専門職になる訓練を有すること
③ 職業倫理を含めた自己規制基準が存在すること
④ 免許制度が存在すること
⑤ 専門職団体が存在し，専門職の養成基準を定めていること

管理栄養士として問われることは，栄養学が科学的に明らかにしたエビデンスに基づ

```
専門的能力：科学技術を生活に利用する能力
              →  科学的エビデンス
                    ＋
規範遵守の適正：法と倫理の遵守
              →  コンプライアンス
```

図 5-10 専門職の条件

いた判断ができる専門的能力と同時に，法として定められた各種制度と道徳的観点からの倫理による社会的規範のコンプライアンス（compliance）をもっていることであり，これらのことが満たされ初めて専門職としての有能性（competency）が確かなものになります（図5-10）．コンプライアンスとは，守るべき法律や制度の規範が存在する時，それを遵守して行動することをいい，規範には各種の法令や制度だけではなく，細かくは社会的習慣，日本栄養士会や企業における内部の規定，契約，定款，規則なども含まれます．

つまり，専門職は，公的資格を獲得することにより，社会に対して法や制度と倫理を遵守することを誓約しているのであり，そのことを条件に科学技術を人間の生活に応用・実践する業務を行うことができる権利を与えられているのです．逆にいうと，専門職は，法や制度と倫理の遵守がなければ，専門技術を活かした業務を行うべきではないことになります．

以上のことから，専門職が各個人で倫理的な判断や行動が取れることは，専門的な職業人としての成立要件の一つでもあり，専門職が所属する団体がそれぞれの職業にふさわしい倫理要綱をもつことは，団体の構成メンバーが専門職として存続できる不可欠な条件になりつつあります．

専門家には「何ができるのか」が問われますが，管理栄養士としての職業倫理で問われることは，「栄養を専門とする人間として何をすべきなのか」になります．この場合の倫理的評価の基準は，人間として何が正しいか，間違っているかの判断であり，科学的評価の特徴である論理性・客観性・普遍性を中心に議論するのではありません．また，音楽や絵画に対する評価や個人が下す好き嫌い，さらに信念や性格に対する個人的評価とは異なるものです．

④ 管理栄養士に求められる職業倫理の原則

近年の臨床栄養学の進歩，さらに食物加工や各種栄養療法の技術開発は，人間の生命活動に必要なすべての栄養素とその必要量をほぼ明らかにしました．さらに，いろいろな要因で食欲をなくした場合はもちろん，消化管を失った傷病者への栄養補給も可能にしています．管理栄養士は，傷病者がどのような状態になったとしても，栄養状態を改善する最適な補給方法を選択して実施することが重要になります．この場合，食物や栄養剤の補給を受けるのは人間であり，人間は生物としての特徴と同時に，感情，人格，さらに社会性を有しています．管理栄養士は，このような人間を業務の対象者とするために，この領域における科学的な知識と技術を有すると同時に，専門職としての高潔な

表 5-2　食と栄養の倫理要綱の原則

1) Autonomy　自律
2) Non-Maleficence（Do not harm）　悪事を犯さない（害を与えない）
3) Beneficence　善行
4) Confidentiality　守秘
5) Distributive Justice　分配の公平性
6) Truth Telling（Honesty, Integrity）　真実の言動（正直，誠実）

表 5-3　管理栄養士・栄養士倫理綱領（再掲）

本倫理綱領は，すべての人びとの「自己実現をめざし，健やかによりよく生きる」とのニーズに応え，管理栄養士・栄養士が，「栄養の指導」を実践する専門職としての使命 1) と責務 2) を自覚し，その職能 3) の発揮に努めることを社会に対して明示するものである

1. 管理栄養士・栄養士は，保健，医療，福祉及び教育等の分野において，専門職として，この職業の尊厳と責任を自覚し，科学的根拠に裏づけられかつ高度な技術をもって行う「栄養の指導」を実践し，公衆衛生の向上に尽くす．
2. 管理栄養士・栄養士は，人びとの人権・人格を尊重し，良心と愛情をもって接するとともに，「栄養の指導」についてよく説明し，信頼を得るように努める．また，互いに尊敬し，同僚及び他の関係者とともに協働してすべての人びとのニーズに応える．
3. 管理栄養士・栄養士は，その免許によって「栄養の指導」を実践する権限を与えられた者であり，法規範の遵守及び法秩序の形成に努め，常に自らを律し，職能の発揮に努める．また，生涯にわたり高い知識と技術の水準を維持・向上するよう積極的に研鑽し，人格を高める．

（2014 年 6 月 23 日改訂）

倫理の遵守が求められます．

　21 世紀になり，職業倫理の必要性が国際的に議論されるようになりました．各国の栄養士会からなる国際栄養士連盟（ICDA）は，栄養と食に関わる人々，特にその中心的役割を担う栄養士に対する倫理要綱の国際標準化を検討し，2008 年 9 月，横浜で行われた国際栄養士会議（International Congress of Dietetics；ICD）において，食と栄養の倫理要綱の原則として 6 項目を採択しました（表 5-2）．

　日本栄養士会は，2002 年に職能団体としての倫理要綱（管理栄養士・栄養士倫理綱領）を作成しました（表 5-3）．この要綱には，管理栄養士・栄養士として科学的根拠に裏づけられかつ高度な技術をもって行う「栄養の指導」を実践し，公衆衛生の向上に尽くすこと，人びとの人権・人格を尊重し，良心と愛情をもって接すること，生涯にわたり高い知識と技術の水準を維持・向上するよう積極的に研鑽し，人格を高めることなどが定められています．このような職業倫理の原則を守りながら，管理栄養士は食と栄養補給を介した健康の維持・増進や QOL の向上，病気の予防・治療，食育，栄養学の知識や技術の習得・研究，さらに教養と品性の陶冶に努めなければなりません．

用語解説

● JAS 法

　「農林物資の規格化等に関する法律」の通称．食品について一定の品質や特別な生産方法で作られていることを保証しています．この法律に基づき，JAS マークの表示が行われています．本法で定められていた食品表示に関する規定は，2015 年から食品表示法に移管されました．

● 中国製冷凍餃子事件

　2007年12月下旬から翌年1月にかけて，国内に輸入された中国製の冷凍餃子を食べた3家族10人に食中毒症状が現れました．餃子から有機リン系殺虫剤のメタミドホスが検出されたことで，単なる食中毒ではなく，製造・流通過程において何者かにより意図的に毒物が混入された可能性が疑われました．その後，中国国内で捜査が継続され，2010年には現地工場の元従業員が容疑者として浮上し，警察当局に拘束されました．

● 事故米不正転売事件

　農薬やカビによる毒などに汚染された米（事故米）を工業用として購入した米穀業者が，その事実を隠して食用米として転売し，利益を上げていた事件です．2008年に発覚しました．転売された事故米は食用米に混じって米や米菓・酒などの原料として広く国内に流通し，使用されたとみられています．

2）インフォームド・コンセントを含めた対象者に対する責務

① 人格の尊重に基づいた対応と信頼関係の醸成

　どのような人間も人格を有し，人格はどのような状況においても尊重されなければなりません．管理栄養士は，業務のなかで対象者となる地域の人々や傷病者に対して，それぞれの人格を尊重した対応をしなければ，相手との信頼関係を醸成することができず，その業務を適正に遂行することはできないのです．

a）守秘義務とプライバシー

　人間は生まれながらにして権利をもち，そのことを人権といいます．人権は，人間の身体に対する権利と人格に対する権利に大別され，前者は私たちが健康で健全な生活を営む権利であり，後者は守秘義務とプライバシーの保護に当たります．医療や福祉のなかで，従来から身体に対する権利は保護されてきましたが，近年，その必要性が叫ばれてきているのは人格に対する傷病者の権利です．

　人格の尊重に基づいた守秘義務とは，対象者の秘密を守る義務ですが，この場合，守るべき秘密とは，専門的な職業人がその業務上，特に知りえた秘密のことであり，日常的に知りえた秘密をすべて他人に話してはならないということではありません．つまり，業務上知りえた秘密とは，管理栄養士という職業であったために，たとえば診療録などから知りえた情報です．その内容が他人に知られ，拡大すれば患者がもつ人格が失われる事態が生じる危険性があるからです．また，患者は，相談相手となる管理栄養士を信頼するから，他人には話したくない秘密事項を話してくれる場合もあります．それを漏らすことは自分を信頼してくれた相手を裏切ることであり，患者との信頼関係を崩すことになります．

　プライバシーとは，人間が自分で人格を守りながら，自由に生きていくことを基本的な目標とした権利をいいます．もともとは，1890年，欧米でアパートという集合住宅で生活するようになり，「一人にしておいてくれという権利（the right to be let alone）」からきたといわれています．

　プライバシーの保護には，守秘義務と同時に個人情報の適正な取り扱いが必要となります．現在の情報化社会では，個人情報の管理は重要な課題であり，自分の知らないところで間違った情報が集積されて，本来の実態とは異なった自分が形成される危険性が

表 5-4 個人情報の取り扱い上の注意点

1. 情報は利用目的を明示し，その範囲内で取り扱うこと
2. 情報は適正な方法で取得すること
3. 情報は適正かつ最新の内容に常に改めること
4. 情報は安全性が保証できる方法で保管すること
5. 情報は本人が関与できる透明性を維持すること

あるためです．IT 技術の発達により，情報は拡大再生産されやすく，一度情報が流れると元に戻りにくく，短期間に多量の情報が処理され，さらに間違った情報から受けた心の傷害は外から見ることはできないという特徴があります．以上のことから，個人情報の取り扱いには十分な注意が必要です（表 5-4）．

b）インフォームド・コンセント

患者の権利が定義され，文章化されたのは，1972 年の米国病院協会「患者の権利章典に関する宣言」と，1981 年に出された世界医師会からの「患者の権利に関するリスボン宣言」です．患者の権利章典に関する宣言には「患者は，思いやりのある丁寧なケアを受ける権利を有する」こと，さらに「患者は自分の診断・治療・予後については完全な新しい情報を自分に十分理解できる言葉で伝えられる権利がある」と宣言されています．リスボン宣言では，「患者は自分の医師を自由に選ぶ権利がある」こと，さらに「患者は法が許す範囲で治療を拒否する権利があり，またその場合に医学的にどのような結果になるかを知らされる権利を有する」と記されています．このような権利に関しては，障害者も同様であり，患者や障害者は自分の状態について知り，治療や処置について自己決定する権利を有するということです．

患者や障害者のこのような権利を具体的に示したものがインフォームド・コンセント（informed consent）です．インフォームド・コンセントとは，医療に関する情報を受けたうえで（information），同意（consent）する，知ったうえで了承するという意味です．このような精神は，医療のなかでは以前から存在していましたが，言葉として登場したのは 1964 年に行われた第 18 回世界医師会総会での「ヘルシンキ宣言」です．このなかでは，インフォームド・コンセントは患者の知る権利と自己決定する権利から構成されています．管理栄養士は，医療職として食事療法や栄養療法を管理したり，栄養食事指導を実際に行うので，患者への十分な説明と了承を得ることが必要になります．インフォームド・コンセントでは，管理栄養士は習得している知識を自慢するのではなく，患者に理解される言葉で，科学的根拠をもとに分かりやすく説明することが必要です．

② 科学的根拠に基づいた支援・指導

職業倫理のなかで，最初にあげられるのが職業人としての自律です．自律とは，ある課題が生じたときに，その解決に対して，管理栄養士という専門職として，どのような立場を取り，どのような発言をし，どのような行動を取るかを決定する際の姿勢をいいます．判断の決定が外部からの不当な圧力や制御に影響されず，栄養学による科学的根拠（エビデンス）と法と倫理の遵守に基づき，自らが立てた規範に従うことをいいます．

つまり，自分で下した判断が，ある特別な人物や団体の利益や弊害にならないように，自分自身が正しいと信じたことを基盤に物事を決定しなければならないということです．

　一方，職業倫理には，真実の言動が求められています．管理栄養士は，栄養や食に対して正直に，誠実に話さなければならないのですが，このことは単に「嘘をつかない」ということだけではありません．管理栄養士としての言動は，科学的根拠があること，つまりその話が科学的根拠に基づいた正確なものでなければならないのです．栄養の指導は，過去に報告された科学論文をもとに，実施された研究方法によりエビデンスレベルが判定されているので，そのレベルに従って行うことになります．また，毎年，多くの論文が発表され，科学は常に進歩し続けているので，そのつど，言動内容を修正していくことも必要です．

　管理栄養士は，たとえどんなに正直な人であっても，日々の学習を怠り，すでに否定されていることや疑問視されはじめていることを指導したのでは，真実を話したことにはならず，それは職業倫理に反することになります．専門職は，卒業後も継続的な学習や研修が必要な理由はこの点にあります．管理栄養士の資格を取得したと同時に，職業倫理の観点から生涯にわたる学習が必要となることを覚悟する必要があります．もし，専門職が自己学習を怠れば，科学的に明らかになった最新の成果の恩恵を国民は受けることができなくなるからです．

3）チーム医療・ケアに携わる関連専門職の一員としての責務 〜糖尿病チームで管理栄養士が果たす役割とは

　医療現場ではチーム医療が進み，管理栄養士も医師や看護師，薬剤師など，多くの職種とチームを組んで活動しています．本項では杏林大学医学部付属病院の「糖尿病療養指導外来」を紹介し，糖尿病治療におけるチーム医療の実例を示します．栄養の専門職である管理栄養士として何をすべきか，他の職種のスタッフや患者から何を期待されているかを考えてみましょう．

① 食事療法の意義

　日常診療のなかでの糖尿病治療の手段として，まず第一に食事療法，次いで運動療法，そして薬物療法（経口血糖降下薬とインスリンやGLP-1アナログ製剤などの皮下注射薬など）といった三本柱をなす方法が知られています．なかでももっとも重要な食事療法は，糖尿病治療を受けているいかなる人でも必ず実行しなければいけない「基本的療法」として広く受け入れられています．そして，糖尿病とその三大慢性合併症である網膜症，腎症，末梢神経障害を含む早期治療において進行の防止に大きな役割を果たしているのみならず，それらの発症予防の面からも重大な意義を有しています．

　日本糖尿病学会の編集による『科学的根拠に基づく糖尿病診療ガイドライン2013』のなかに，食事療法に関する推奨レベルについての記載がなされています．その特徴として，それぞれの項目別に具体的な形で，〔グレードA〕＝行うように強く勧められる，あるいは〔グレードB〕＝行うように勧められる，など臨床上の重要度に応じて明確に

分類されています．これにより，今後の医療の向上と，一般的に分かりにくいとされる科学的根拠の透明化をめざしています．

糖尿病の食事療法は，実質的な「治療の出発点」に位置づけられると同時に，「その実践により糖尿病の状態が改善され，糖尿病合併症の発症や悪化の危険性が低下する」ことから，もっとも重要かつ不可欠な治療法として，当然のことながらこのガイドラインのなかで〔グレードA〕の項目として分類されています．

② チーム医療・ケアの必要性とその実際

実際の日常診療のなかで食事療法を円滑に進めるためには，臨床栄養学の理論による科学的な裏づけの存在が必要なことはいうまでもありません．加えて，的確な知識を有する管理栄養士による栄養食事指導が有用であり，ガイドラインのなかでも〔グレードB〕の項目としてあげられています．またその秘策として，十分な動機づけ（共感する），やる気（ほめる），そして長期の継続（柔軟に）の3点が示されています．ただし，それらの達成のためには，医師，管理栄養士に加えて薬剤師，看護師，助産師，臨床検査技師などからなるチーム医療・ケアの実践と，各職種におけるお互いの役割分担が欠かせません．

a）「糖尿病療養指導外来」の開設

チーム医療・ケアを円滑に進めるために，杏林大学医学部付属病院では，全国に先駆けて各職種のスタッフから構成される「糖尿病療養指導外来」を糖尿病・内分泌・代謝内科外来の診療ブースのなかに開設し，時代のニーズに応えるべく積極的な活動を進めてきました．

開設の動機として，まず実務面から①血糖自己測定のための機器や物品の受け渡し，②それらについての指導を一元化すること，機能面から③糖尿病療養のための専門スタッフを効率よく配置すること，そして④糖尿病に関する問い合わせの窓口を一カ所にまとめること，があげられます．また，この外来の開設時より表5-5のような多くの支援チームの活動が，糖尿病療養指導に並行して進められています．

現在のところ，当院には計40名の糖尿病療養指導士（certified diabetes educator；CDE）が登録されていますが，職種としては，看護師27名（うち助産師4名），管理栄養士6名，薬剤師3名，臨床検査技師3名，医局秘書1名と多岐にわたっています．一般的な療養指導〔初診指導や血糖自己測定に関する指導，フットケア（foot care）な

表5-5 糖尿病療養支援チームの活動

- 糖尿病療養指導外来（月～土曜日）
- 糖尿病教室（月～金曜日）
- 糖尿病教室運営会議（1回/2か月）
- 透析予防カンファレンス（1回/月）
- 内科産科合同カンファレンス（1回/月）
- 下肢救済フットケア外来（毎週木曜日）
- 職員教育のための糖尿病研修会開催（年間計画）
- 院内ラウンド（インスリン製剤および血糖測定器管理）
- 医療安全管理室と情報交換，対策会議（適宜）

表 5-6　コメディカルの療養指導　担当内容

	初診指導	血糖自己測定	食事療法	運動療法	インスリン	フットケア	妊娠糖尿病
管理栄養士	○	△ 手技を除く	○	○	△ 手技を除く	△ ケアを除く	△
看護師	○	○	△ 基礎編のみ	○	○	○	△
助産師	○	○	△ 基礎編のみ	○	○	○	○
薬剤師	○	○	△ 基礎編のみ	○	○	△ ケアを除く	△
臨床検査技師	○	○	△ 基礎編のみ	○	△ 手技を除く	△ ケアを除く	△

○　可　　△　一部可

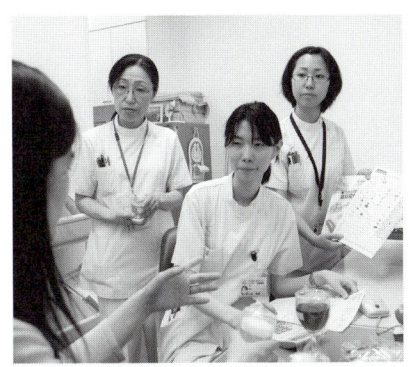

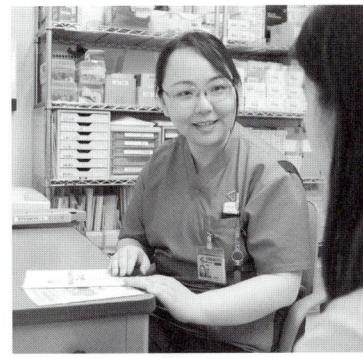

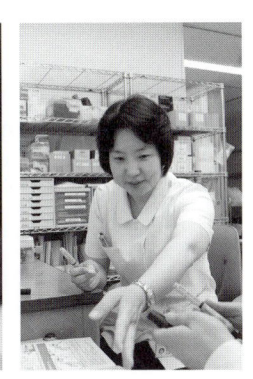

左より，管理栄養士による初診指導，助産師による妊娠糖尿病の説明，薬剤師によるインスリン注射の指導．

ど〕に対応するために，診療ブースのなかの外来処置室に相当する広いスペースを，また栄養指導には外来診察室の一室を，それぞれの診察室として専用に使用しています．

b）コメディカルスタッフの担当内容

多職種からなるコメディカルスタッフの担当内容を表5-6に示します．初診指導と運動療法の説明については全員が担当することとし，その他の部分についてはそれぞれのスタッフが自らの得意分野を担当しています．さらに外来での特徴として，これらの一般的な役割分担に加えて，たとえば食事療法の基礎編など共通の知識に基づく分野や，インスリン注射のなかの特殊な手技を除く点については，スタッフ全員の協力のもとに標準化した指導を行うこととしています．そしてこの標準化のために，種々の業務マニュアル（糖尿病療養指導外来マニュアル，血糖測定器・注射薬・内服薬一覧，フットケアマニュアル，そして会議議事録など）も充実させ，定期的な勉強会を行い，知識の共有化を進めています．

2014年度の療養指導項目の内訳を図5-11に示します．最近の社会の流れとして，インスリン療法の導入についても，以前のように入院して行うのではなく，大多数が外来診療の際に導入することとなっています．

c）他診療科・部門との連携

糖尿病療養指導外来のもう一つの重要な役割として，他の診療科や部門との連携の構

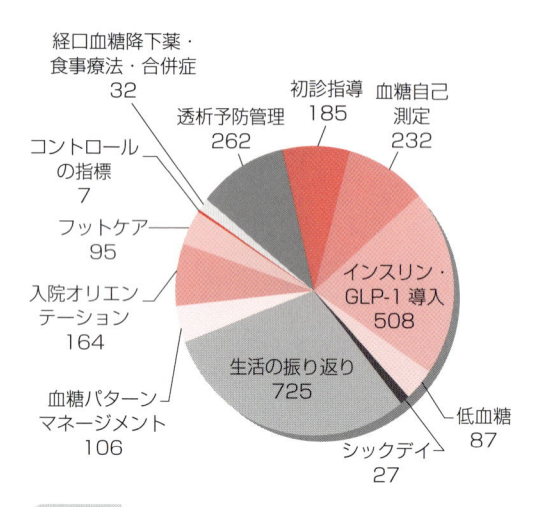

図 5-11 糖尿病療養指導外来（2014 年度）の指導項目の内訳
多くの症例で外来でのクリニカルパスを用いたインスリン療法の導入が行われています．

2014 年度
総指導件数 2,076 件

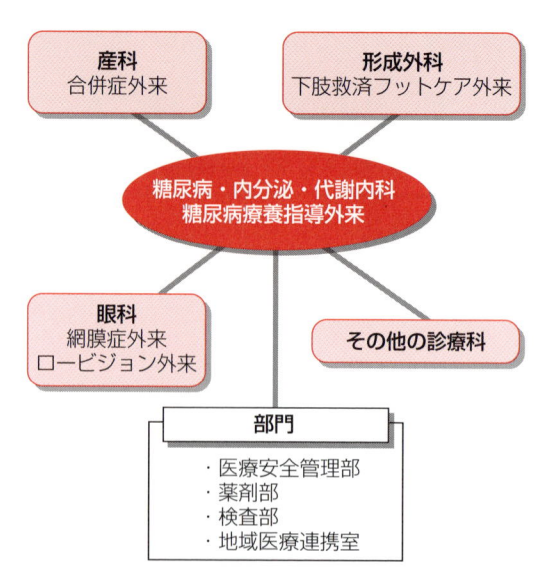

- 経口血糖降下薬・食事療法・合併症 32
- 初診指導 185
- 血糖自己測定 232
- 透析予防管理 262
- コントロールの指標 7
- フットケア 95
- 入院オリエンテーション 164
- 血糖パターンマネージメント 106
- インスリン・GLP-1 導入 508
- 生活の振り返り 725
- 低血糖 87
- シックデイ 27

図 5-12 糖尿病療養指導外来と診療科および部門の連携
病院内での多くの他の診療科や部門との業務上の連携が進められています．

- 産科 合併症外来
- 形成外科 下肢救済フットケア外来
- 眼科 網膜症外来 ロービジョン外来
- その他の診療科
- 糖尿病・内分泌・代謝内科 糖尿病療養指導外来

部門
- 医療安全管理部
- 薬剤部
- 検査部
- 地域医療連携室

築があげられます（図 5-12）．そのいくつかを紹介しますと，まず産科との連携では糖尿病や腎疾患，あるいは妊娠高血圧症などを合併した妊婦の方々が対象となります．特に糖尿病合併妊娠や妊娠糖尿病の症例については CDE による初診指導や血糖自己測定，食事指導といった多岐にわたる指導が 1 カ所で同時に並行して行えるメリットがあります．

わが国においても女性の出産年齢が高くなってきたことや，国民全体の肥満傾向が進んできたことにより，産科との連携の対象となる症例数が増加しています．さらに少子化の社会的な背景もあり，この領域の診療は今まで以上に重要度が増加するものと思われます．糖尿病・内分泌・代謝内科と産科の医師も含めた連携合同カンファレンス（同時に症例検討を交えています）を月 1 回定期的に開催し，お互いの情報交換に努めています（図 5-13）．

もう一例としては，糖尿病の慢性合併症の一つである網膜症，そしてその結果不幸にして中途失明や低視力となった症例を対象とした眼科との連携も同様に進めています．なかでも「糖尿病網膜症外来」を連携の当初から設置し，同一の眼科診察室において眼科と内科の医師が同時に診察を行い，網膜症やその術後の症例を管理しています．

その他，慢性合併症の腎症に関しては透析予防カンファレンスを，CDE の参加のもとに症例検討とともに定期的に開催し，フットケア外来による形成外科との連携や腎臓内科，循環器内科などとの連携など，その輪は病院全体に及んでいます．加えて医療安全の面からも，多くの情報に関する窓口としての役割を果たしています．地域との医療連携についても，認知症や高齢独居など，糖尿病の自己管理のための社会的サポートが

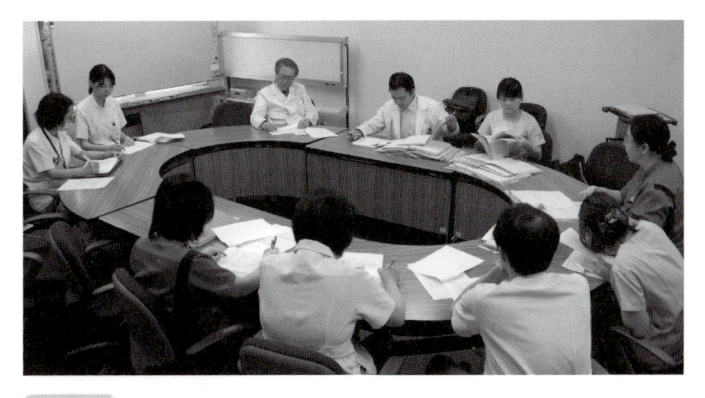

図 5-13 内科産科合同カンファレンス
主に妊娠糖尿病の患者について，多職種で情報の交換をしながらその後の治療に活かしていきます．

必要な場合も含めて，ケアマネジャーの方々との連絡の窓口となっています．

いずれの場合においても，困難な局面への多角的で柔軟な対応が，チーム医療・ケアに携わる関連専門職の一員としての責務であり，患者と医療者との間の相互理解を深めることになります．そして今後の医療に関する知識の萌芽へとつながり，新たな臨床栄養学の科学的根拠の構築へと結びつくこととなります．

③ 今後に残された課題

a）肥満の質の評価

今後の課題について考えてみたいと思います．まず，わが国において肥満の傾向が数字として量的に増大していることは前述のようによく知られている事実ですが，一方で「肥満の質」に対する客観的な評価についてはいまだ議論の余地が残されていることがあげられます．すなわち，日常診療のなかで感じる不思議な点として，数量的に同程度の肥満が存在しても，必ずしも個々の症例におけるインスリン抵抗性の程度が一様ではなく，なかには同じ肥満度であるのにインスリン感受性に 6 倍もの差が存在するとの意見も示されています．

これらの成因として，近年になり肥満の質の違いを生じる基盤となる脂肪組織での慢性炎症の程度の差が指摘されています．すなわち飽和脂肪酸（パルミチン酸など）と不飽和脂肪酸（オレイン酸など）とを機能面から比較すると，同じエネルギー数でも後者のほうが脂肪組織での慢性炎症を起こしにくく，インスリン抵抗性も生じにくいとの実験データが相次いで報告されています．今後，実際の食事療法のなかでの臨床的な科学的根拠の確立が急務であり，日本栄養改善学会をはじめとする臨床栄養分野の学会や日本栄養士会とのさらなる連携を進め，具体的な臨床研究を構築していく必要があると思われます．

b）栄養食事指導で糖尿病発症予防は可能か

そして究極の課題として，日本人の糖尿病そのものの発症予防が，栄養食事指導を中心とした生活習慣への介入ではたして可能なのかという論点があげられます．理論的には，欧米人に比較してもともと膵 β 細胞からのインスリン分泌能が弱く，わずかなイ

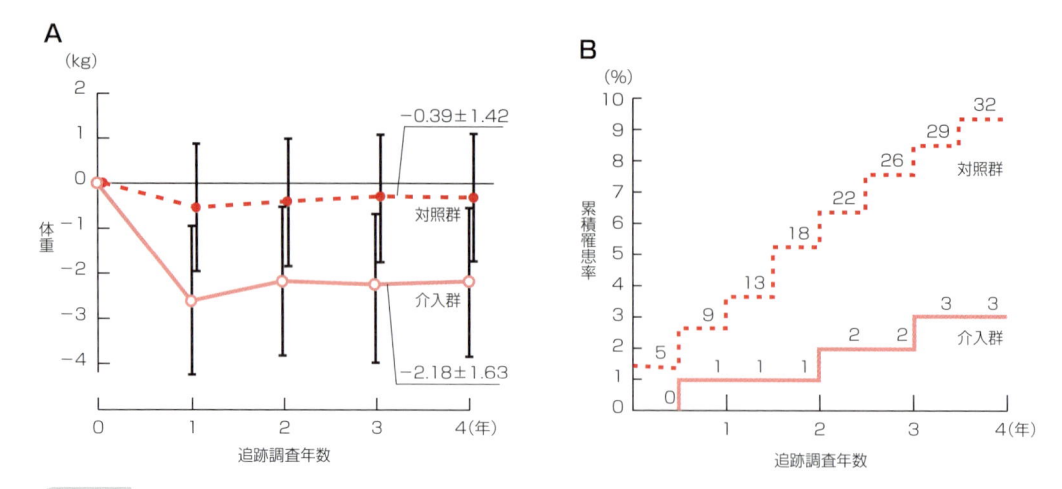

図5-14 日本人での生活習慣に対する介入の臨床的効果 (Kosaka K, et al: Diabetes Res Clin Pract, 67(2): 152-62, 2005 より)
（A）体重の推移，（B）糖尿病の累積発症率．4年間の生活習慣への介入により，約1.8kgの減量の維持とともに，有意な糖尿病発症の抑制がみられています．

ンスリン抵抗性で糖尿病を発症しやすい日本人では，生活習慣の改善による効果がむしろ容易に得られることが推測されます．

残念なことに，わが国ではいまだこの糖尿病の一次予防に関する食事療法の科学的根拠の報告は少ないのですが，興味深い成績の一つとして，小坂らの4年間にわたる調査があります．すなわち，食事を含む生活習慣への介入の結果として得られた約1.8kgの減量の維持により，図5-14に示すように有意な糖尿病発症の抑制が報告されています．さらに経口ブドウ糖負荷に対するインスリン分泌反応が低い症例ほど，将来において糖尿病を発症しやすい事実も確認されています．

したがって，日本人における食事療法の意義を確立する科学的根拠を得るために，より大規模かつ長期にわたる臨床研究に基づいた食事療法に関するガイドラインを作成することも，関連専門職の一員としての重要な責務となります．現状において考えられているような単なる糖尿病の「治療の出発点」から，究極的には糖尿病やそれに関連する疾病の発症そのものに対する「予防の出発点」へと，食事療法に関するガイドライン適用の守備範囲の拡大が速やかに可能になることを，一人の臨床医として「日本人の糖尿病」の克服をめざす早期治療確立の立場から切に願うものです．

4) 社会的責務

① 社会に対する情報の発信

社会主義体制の崩壊により全世界が市場経済に組み込まれ，グローバリゼーションが起こりました．グローバリゼーションを加速させたのがインターネットです．インターネットの普及により世界中の人々が直接情報を交換しあえるという時代が到来したのです．情報化社会にあっては，国同士や国境を越えた人の結びつきがより緊密になります．経済活動をはじめとして，国際社会はもはや一国の事情だけですべてを決められないよ

うなものとなりました．

　このような時代にあっては，知識の価値が格段に高まります．有効な知識の量が勝敗を決めると言っても過言ではありません．そして専門化された知識をもち，その知識や技術によって組織（管理栄養士であれば企業，政府機関・地方行政機関，大学，研究所，病院など）に貢献する人を知識労働者といいます．今や知識労働者の計画的育成抜きに一国の経済・行政を考えることは不可能です．

　管理栄養士は，栄養に関する知識と技術によって実践活動に携わり，社会に奉仕している知識技術者です．しかし，残念ながら栄養に関する知識・技術は多くの課題を抱えています．簡潔に紹介します．

a）発信する情報の信頼性

　世の中に発信されている栄養学の情報は，その多くが個人の体験談やマスメディアの広告，テレビの健康情報などであり，決して科学的根拠のある情報ではありません．大学教授や研究所の部長など専門家の話が加わることで科学的根拠があるように見せる宣伝手法はよく使われていますが，その情報には偏りがあるかもしれません．ましてやインターネットの検索で得られる情報は何千何万とあります．このなかから信頼に足る情報を一般市民が的確に見つけ出せる保証はありません．このような情報洪水のなかにあっては，その提供者が誰であり，どのようにして作成された情報なのかがオープンになっている必要があります．そして必要に応じてそれらの提供者に直接質問したり，元データの提供を求めたりすることができなければ，それらを信用できません．提供される情報を鵜呑みにしてはいけないのです．

　これは科学的であるはずの学会発表や学術論文でも同じです．学術論文は，複数の専門家の審査を経て，掲載可能と判断されたもののみが学術雑誌で発表されますので，信頼度は比較的高いといえます．しかし不正を完全に見抜くことは不可能なので，同じ課題の学術論文が蓄積され，これらをまとめて判断する必要があります．特定のテーマで学術論文を悉皆調査（全数調査）し，事前に決められた手順でデータを整理・統合することを系統的レビュー（システマティック・レビュー）といいます．最近の医学関連教科書では系統的レビューに触れていないと信頼されなくなってきています．栄養に関連する教科書でも系統的レビューを活用しようとしていますが，発展途上です．

　発展途上である理由の一つは，人間栄養学が人間集団を対象としているため特別の困難が付きまとうことです．細菌や実験動物を用いた研究は，実験室内の厳密に管理された環境下で行われるので，バラツキを少なくすることも可能で，その場合にはデータの解釈も容易です．しかし実社会に生活する人間を対象とする研究は，厳密な管理・統制を行うことができません．個体差や生活環境などの違いを前提に，相当バラツキのあるデータを扱う必要に迫られます．そのため人間集団を対象とした研究には統計学を駆使した方法論が用いられ，疫学と呼ばれています．人間栄養学では疫学の活用が必要です．

　二つめに，人間に対する介入方法（健康増進活動や治療の方法）の確立に手間がかかることです．今，動物実験で効果が確認されたある治療法を一部の人に試したところ，効果があったとしましょう．さて，この治療法は，誰にでも有効でしょうか．残念ながら保証できません．その理由は，個人差があるということと，人間の生活環境が異なる点にあります．たとえば欧米で効果のあった栄養食事療法を日本人にそのまま当てはめ

ることができるでしょうか．食習慣がまったく異なるのに同じ療法を簡単に導入できないことは明らかです．さらに宗教的禁忌などが絡むと話はもっと複雑になります．肉食を禁じている宗教の信者の口にむりやり肉を押し込むことはできないからです．

人それぞれの置かれている状況に合わせて実行可能な介入方法を開発することは，とても困難ですが，やりがいのある仕事です．このような実行可能性を探るための有力な研究方法に無作為化比較対照試験（randomized controlled trial；RCT）があり，最近では教育や経済の分野でも盛んに取り組まれています．人間栄養学ではRCTを活用しましょう．

b）情報源の具体例

栄養・食生活のほか，病気の予防と治療に関する系統的レビューをまとめたものに，コクラン・ライブラリー（Cochrane Library. http://www.thecochranelibrary.com/）があります．また，管理栄養士が利用できるものとしてカナダの栄養士会が中心となって提供しているPEN（Practice-based Evidence in Nutrition. http://www.pennutrition.com/）は系統的レビューに基づいています．これらは英語の情報ですが，読解にチャレンジしてみてください．

日本語の情報としては，医学会が公表している病気ごとの診療ガイドラインがあります．肥満症治療ガイドラインや高血圧治療ガイドライン，脂質異常症治療ガイド，糖尿病治療ガイドなどがありますが，これらを精読するには相当努力が必要です．したがって，実践的にはこれらのガイドラインに基づいて書かれた教科書や解説書を読むことになるでしょう．

エネルギー・栄養素の摂取量については，厚生労働省の「日本人の食事摂取基準」を熟読すべきですが，まずその解説書を読みましょう．身体活動については，2013年に「健康づくりのための身体活動基準」ならびに「身体活動指針（アクティブガイド）」が出ています．

管理栄養士は，科学的根拠に基づいた情報によって行動すべきですが，根拠のある情報を整理するには相当の努力が必要です．そしてもっとも重要なことは「根拠のないことを勧めない」ことです．「根拠がないという情報」も価値ある情報であることを忘れないようにしましょう．あるいは不十分な根拠しかない時には「これだけの情報しかない」ということを，一般の人々に分かりやすく伝えなければなりません．そのためには単に知識を頭に詰め込むだけではなく，効果的に伝える技術も習得しておかねばならないのです．

c）情報の発信方法

身近な食べ物関連の商品を何か思い浮かべてみてください．これらの商品の宣伝はすべて利点だけを述べ立てています．正直に欠点を宣伝するようなことは，まずありません．つまり，栄養に関する情報は世間にあふれていますが，何が公平な評価で，何が誇大広告なのか，さっぱり分からない状態です．そして人々は商品を購入する際，身近な人々の意見を取り入れています．友達に勧められたとか，尊敬する先輩が使っていた，あこがれのタレントが宣伝に出ていたなどです．管理栄養士・栄養士に勧められてという例は少ないです．

また対象者が病人の場合，動機付けが十分にできていることが多いので，栄養教育の

目標は比較的立てやすいでしょう．しかし，病気のない一般の人々では様子がかなり違います．彼らに「病気になるぞ」と脅しても効果を発揮しないことのほうが多いのです．たとえば，食育で子どもたちに野菜を食べさせようとする時，一番配慮されているのは，健康によいという知識を与えることよりも，「おいしく」食べる経験でしょう．おいしさを実感できてこそ野菜を食べる食習慣が形成され，維持されると期待できるのです．これはなかなか難しい課題です．マスコミの宣伝にさらされていると，野菜よりも菓子を選ぶ子どもたちが増えることは容易に想像できます．ですから管理栄養士は世間にあふれる歪んだ情報と日夜格闘しなければならない運命にあるのです．

近年ではスマートフォンが普及し，インターネットがますます使いやすくなりました．特にソーシャル・ネットワーキング・サービス（social networking service；SNS）は，インターネット上の交流を通して社会的ネットワークを構築しています．主なものだけでも LINE，Twitter，mixi，Facebook，GREE，Mobage と拡大の一途をたどっているようです．今後は管理栄養士も自ら SNS のグループを運営していくような力が問われることでしょう．SNS 利用のための安全対策も学習しなければなりません．

インターネットを活用することで，的確な情報提供を継続して行える可能性が広がってきています．

② 社会貢献活動や公衆衛生活動への積極的な対応
a）社会貢献活動とは

社会貢献活動とは，法人または団体，個人による公益あるいは公共益に資する活動一般を意味します．今日では，営利企業が広報活動の一環として企業イメージ向上を狙っている側面もありますが，企業による寄付や技術支援が普及しつつあることは確かです．

個人の社会貢献活動として，代表的なものはボランティアです．企業・団体など法人では慈善事業が行われます．営利活動を通してでも，結果的に社会問題の是正や，ボランティアへの援助，特定の慈善活動への人材・資機材の供出や寄付が行われる場合があり，これらも社会貢献活動に含まれます．特に，さまざまな分野の専門職やそれに準じた能力を有する者が特定非営利活動法人（NPO）においてボランティア活動を行うことは，社会貢献活動の大きな柱となっています．

日本栄養改善学会は，専門家を有する NPO として，特定非営利活動促進法に則り，「栄養学と健康科学に関する幅広い分野で，学術的な調査研究，情報コミュニケーションを行うとともに，一般の人々に対し，栄養管理の支援・助言・協力を行い，さらに栄養改善・健康増進に関する知識及び技術の教育普及活動を行い，もって栄養学と健康科学の振興を図り，科学的根拠に基づく栄養実践活動により，国民の健康増進に寄与すること」を目的として社会貢献活動を続けています．人間栄養学を学ぶ皆さんの積極的な参加を期待します．

b）公衆衛生活動への参画

WHO は公衆衛生を「組織的な地域社会の努力を通して，病気を予防し，生命を延長し，身体的・精神的機能の増進を図る科学であり技術」と定義しています．管理栄養士にとって重要な活動分野を整理すると，①生活習慣病対策などの一次予防，早期発見・早期治療などの二次予防，在宅栄養ケアなどの三次予防，②学校保健，③母子保健，④職場で

の健康管理（産業保健），⑤食品衛生，⑥環境保全や食料問題（環境保健），などに大別されます．

　世界は今，肥満とやせの同時進行（二重負担：double burden）を経験しています．この背景には食品産業が炭水化物（糖質）・脂質・食塩に富んだスナックの開発に躍起になっていることがあげられます．スナックはすぐに腐る心配がなく，好きな時に自由に組み合わせて食べてよいのが魅力です．そのため，摂取エネルギーのコントロールは困難になります．また，食卓にピザやハンバーガーが入り込んできています．そしてそれらを選択するかどうかは消費者の「自己責任」だというわけです．

　このような時代に管理栄養士の果たす役割は重大です．地域社会を味方につけ，栄養学的に優れた伝統的な食事を発掘・奨励し，皆が健康で文化的な生活を営むための活動を展開していくことが必要です．皆さんは，そのためのアート（知識ではなく経験でしか獲得できないもののこと）も身につけられるよう，臨地実習やボランティア活動に積極的にチャレンジしてください．

3 研究倫理

1) 現場における管理栄養士の日常業務

　臨床とは，もともと医療分野において介入（診断や治療，教育などの働きかけ）を行う現場を意味します．最近では心理学をはじめ，その他の分野（教育学や社会学，法学など）においても，臨床という用語が介入を伴う実践現場やその研究を意味するようになりました．しかし栄養学では，臨床栄養学という分野が存在しますので，以下，まぎれが起こらないように，単に現場と表現することにします．

　現場における管理栄養士の日常業務は栄養管理プロセスという手順で実践されるようになりました．患者・利用者の栄養状態を評価・診断（アセスメント）し，適切な栄養管理計画（指導，献立または食事の計画）を作成して実施し，経過観察（モニタリング）を行うことです．栄養管理のなかには，個々の患者・利用者の栄養状態に応じた食事を提供することが含まれます．また栄養サポートチーム（NST）がある臨床現場では，回診や症例検討に参加する必要もあります．管理栄養士の業務は多岐にわたりますが，他の医療者に比べて職場に配置されている人数に限りがあります．そのためか，管理栄養士の現場業務において，患者・利用者との会話や人権問題について日常的に議論し，修練を積む機会を確保すること，すなわち現場での実践能力の育成が十分になされてきたとは言いがたい状況です．

2) 介入について

　医療者が用いる「介入」という用語は一般的に使われている意味と少し異なるので，説明を加えておきます．デジタル大辞泉（小学館）には「【介入】当事者以外の者が入り込むこと．争いやもめごとなどの間に入って干渉すること」と説明されています．医

療者の場合，干渉すべき対象は，疾病など「健康に障害をもたらしているもの，あるいは将来かなりの高率で障害をもたらすであろうもの」です．

「人を対象とする医学研究に関する倫理指針」（平成26年文部科学省・厚生労働省告示第3号）には，第1章総則のなかで「介入」を「研究目的で，人の健康に関する様々な事象に影響を与える要因（健康の保持増進につながる行動及び医療における傷病の予防，診断又は治療のための投薬，検査等を含む.）の有無又は程度を制御する行為をいう」と規定しています．看護ケア，生活指導，栄養指導，栄養食事療法，作業療法や禁煙指導などはすべて介入に含まれます．つまり日常業務で行われている栄養管理も，りっぱな介入です．一方で新しい介入方法を探求するのが「介入研究（intervention study）」であると理解してください．健康障害と因果関係があると考えられる要因へ積極的に干渉し，「従来の方法にまさる」改善をもたらす方法を見つけ出す研究が介入研究なのです．そして介入には，しばしば侵襲（後述）を伴います．

現場において倫理問題が重要なのはなぜでしょうか．実は現場における介入とは，確率的な問題を扱う作業なのです．ヒトの生命が尊いことはもちろんです．できればすべての患者・利用者を救いたい．しかし，どんなに精一杯日常業務を遂行しても，病に苦しむ人々を100％確実に救うことは不可能です．診断には誤差が，治療には効果の差がつきまといます．また老化を止める方法も，ましてや死からよみがえる方法も存在しません．ですから私たち医療者は，日々行っている医療行為の限界性を同僚と確認（相互監視・研鑽）しつつ，患者・利用者と対話しながら，何が最善の道かを模索することになります．それが現場の世界で倫理が重要とされる理由なのです．

3）管理栄養士による現場研究の目的

不確実性を伴う現場において，研究はどうしても必要です．その目的の一つは業務改善です．日常業務のなかで危険な要素（有害事象：食中毒，異物混入，アレルギーなどの事件や，減量失敗による健康障害など，すべての不都合な事象）をあぶり出し対策を立てること，また業務手順を見直して効率化を図り資源を有効に活用することなどです．現場で医療者が対応しなければならない場合の数は，自動車産業の生産現場で働く者が対応するそれとは比較にならないほど多いといわれています．また，医療における有害事象は，交通事故よりもはるかに頻繁に発生しています（ローラン・ドゴース）．

2つ目は新しい介入（診断・評価，指導，食事提供などの）方法の探求です．より効果的または安全な介入方法が見つかれば，患者・利用者に対する大きな福音となります．一般的にいって新しい介入方法の確立には，人的・金銭的・時間的に多くの資源が必要とされます．普遍的な効果を証明する道は険しいのです．世間には安易な宣伝に飛びついて「健康になれる」と思い込まされている人々が多数存在します．これらの人々は本当に幸せといえるのでしょうか？　私たち医療者は根拠のない情報に対抗するために，合理的な情報の整理と新しい介入方法の探求に継続して取り組む必要があるのです．**表5-7**に改善と探求の違いをまとめておきました．

表 5-7 改善と探求における測定のもつ意味の違い

	改 善	探 求
目 的	新しい知見を日常業務に導入すること	新しい知見を得ること
テスト	たくさんの連続的な観察的テスト	一つの大きな目隠しされたテスト
データ	新しい一連の業務を習得し完了できるだけの十分なデータを集める	目的に沿ったものを可能なかぎり多く集める
期 間	「有意差のある変更を伴う小さなテスト群」が改善の速度を速める	有意差のある結果を得るために，長期間を要する可能性がある

(参考：鮎澤純子. 医療安全・質管理の理論と実際. 日本内科学会雑誌, 101(12)：3455-3462, 2012)

4) 現場研究の手法

現場研究の方法は観察研究と介入研究に大別されます．観察研究には事例評価（個別評価），症例 – 対照研究，コホート研究などが含まれます．一方で介入研究には前後比較，群間比較，無作為化比較対照試験（randomized controlled trial；RCT）などが含まれます．詳細は成書をご覧ください．いずれにしても，全参加者の詳細な記録を蓄積していくことが現場研究の基礎となります．

5)「人を対象とする医学系研究に関する倫理指針」について

2015（平成27）年4月1日に新しい「人を対象とする医学系研究に関する倫理指針」（以下，新倫理指針）が施行されました．「研究対象者の福利は，科学的及び社会的な成果よりも優先されなければならない」という本質的原則がさらに厳しく強調されたのは，残念ながら現場研究においてさまざまな非倫理的行為が発覚したからでした．

表 5-8 に新倫理指針の重要項目を列挙しておきます．

ここでは対象者（患者・利用者）への侵襲について概説します．侵襲とは調査，診断，治療など介入に伴い対象者に心身への障害・負担が生じる危険性をさします．どんなに軽微なものであっても侵襲を与えると予想される研究は，倫理審査（迅速審査を含む）の対象となります．たとえば，アンケート調査やインタビューでも，

・心的外傷（災害，事故，虐待，過去の重病等）に触れる質問
・意図的に緊張等を与える質問（負荷を与える心理テストなど）

などは侵襲があると解釈されます．対象者の精神を攪乱する危険性があるからです．また，対象者の年齢や社会的状態等により侵襲の度合いは変化すると考えておかねばなりません．

表 5-8 新倫理指針の重要項目

(1) 研究機関の長及び研究責任者等の責務に関する規程
(2) いわゆるバンク・アーカイブに関する規程
(3) 研究に関する登録・公表に関する規程
(4) 倫理審査委員会の機能強化と審査の透明性確保に関する規程
(5) インフォームド・コンセント等に関する規程
(6) 個人情報等に関する規程
(7) 利益相反の管理に関する規程
(8) 研究に関する試料・情報等の保管に関する規程
(9) モニタリング・監査に関する規程

一方で，侵襲がないと考えられる介入には，精神的苦痛を伴わないアンケートやインタビュー，日常的に摂取経験のある食品・栄養素などを摂取させること，日常生活レベルの運動負荷，公的に認められた保健指導（侵襲性がないか，あっても社会的に許容される範囲と認められているもの．禁煙指導や食事療法など），自然排泄される生体試料（尿，便，唾液等）の採取，などが含まれます．しかしながら，判断に迷う場合には所属機関の倫理委員会等で審査を受けたほうが確実でしょう．そこで侵襲を伴う研究であると判断された場合には，研究の進行状況についてモニタリングが義務づけられます．

　また，被験者に対するインフォームド・コンセント（十分な説明にもとづく同意．p109参照）を研究の侵襲度に応じた方法で取得することが決められています．侵襲度が高い場合には文書による説明と記録が義務づけられていますが，侵襲が軽微またはないと考えられる場合には口頭による説明と記録でも，アンケート拒否の自由（オプトアウトなど）でもよいとされています．

　データ管理については，研究データの根拠となる研究資料などは，いつでも開示請求に応えられるよう研究責任者らが計画において定める期間，保存しなければなりません．また研究者が当該研究機関を離職するなどの際には，研究機関の長の指導に従いデータ管理を引き継がなければなりません．もし保存期間中にデータ漏洩やデータ改ざんがあった場合は，当然，社会的制裁を受けます．

6）現場研究上，注意すべき諸点

　倫理審査が省略可能な研究の範囲について，新倫理指針に明記されているわけではありません．しかし，医学的研究の場合，一応の目安として，
- 侵襲がないものはデータベースへの登録だけ必要
- 症例検討は，対象外
- 医療者間での個別症例に関する情報交換は，対象外
- 安全管理に関する情報は，対象外
- 事業報告等で，匿名性が確保されているものは，対象外
- 教育目的で実施される実験・実習は，対象外

と考えられます．医療者の場合，カルテなど記録の保持・管理の歴史があり，個人情報管理が日常業務の中に根付いているので，倫理審査を省略しても差し支えないのだと解釈できます．しかしながら栄養関係者の場合，特に医療施設以外での研究については，あいまいな点が残ります．その場合，研究機関の長に指導を受ける必要があるでしょう．

　研究と業務の線引きは，実際上，それほど簡単ではありません．日常業務で集積されたデータが研究に活用される例はいくらでもあるのです．したがって私たちは日常的に患者・利用者の権利保護を念頭に業務を遂行し，来るべき日に備えておくことが必要です．

　また当該機関の研究監督者は，研究者に対し，
- 研究データの保存について適切に指導または教育をする義務がある
- 研究データを安全に保管できる環境を整備する義務がある
- 保存期間は国または学会等の学術団体が示す基準を踏まえるよう指導する（保存期

間は，研究結果発表後10年程度と考えられる）
と，まとめることができます．

7）現場研究の今後の展開

　エビデンスに基づく栄養療法がいわれてから久しいですが，栄養に関するエビデンスの集積は思うように進んでいないといえます．集積を阻んでいる一つの要因はデータ管理法でしょう．日々の記録が現場に役立っているかどうかの検証が必要です．管理栄養士の総力をあげてデータ管理法の合理性について議論・整理することが問われています．特に有害事象のデータについては，発生時の状況がはっきりしている場合や，発生原因と結果の因果関係が明白である場合にはきわめて有用です（ローラン・ドゴース）．このような有害事象に関するデータベースの構築は，私たちの行動変容に役立ちます．

　日常業務の記録は貴重な宝の山であるはずです．業務改善のための根拠資料は，それ以外に存在しません．そのためにも日常業務の記録は，いつでも匿名化して公開できるよう準備しておく必要があると思います．記録は私たち（サービス提供者，利用者）の共有財産だといえるのです．

もっと知りたい人への推薦図書

1）日野原重明：医学概論．医学書院，2003.
　　コメディカルの学生向けに，病気の概要や医療システムの解説にとどまらず，医学とは何かについても述べられています．著者の日野原先生は患者の生死と向き合いながら，かつて大学を卒業したばかりの筆者（香川）の手を取って，日夜，医療と倫理について丁寧に教えてくださいました．本書では序文のはじめからQOLを求めて，単に病気を治すだけでなく真に人間らしい日常が送れる医療を強調しておられます．

2）森　臨太郎：持続可能な医療を創る．岩波書店，2013.
　　英国で母子医療政策の策定に関わった経験をもつ著者が，国際的な医療制度の比較を踏まえて，高齢化の進む日本でどのような制度設計をするべきか，日本の進むべき道について論じています．

参考文献

1) 矢谷慈國，山本博史，編：「食」の人間学．ナカニシヤ出版，2002．
2) フェリペ・フェルナンデス＝アルメスト，著（小田切勝子，訳）：食べる人類誌　火の発見からファーストフードの蔓延まで．早川書房，2003．
3) ウォルター・グラットザー，著（水上茂樹，訳）：栄養学の歴史．講談社，2008．
4) 渡邊　昌：栄養学原論．南江堂，2009．
5) 独立行政法人国立健康・栄養研究所，監修．田中平三，坂本元子，編：食生活指針．第一出版，2002．
6) 健康増進法研究会，監修：健康増進法逐条解説．中央法規出版，2003．
7) リチャード・ドーキンス，著（日高敏隆，岸　由二，羽田節子，訳）：生物＝生存機械論　利己主義と利他主義の生物学．紀伊國屋書店，1980．
8) 志村二三夫，岡　純，山田和彦，編：解剖生理学．羊土社，2010．
9) 清水　博：生命を捉えなおす．中央公論社，1978．
10) 島薗順雄：栄養学の歴史．朝倉書店，1989．
11) 中川鶴太郎：ラヴォアジエ．清水書院，1991．
12) A・サトクリフ，著（市場泰男，訳）：エピソード科学史　3　生物・医学編．社会思想社，1972．
13) 科学朝日，編：ノーベル賞の光と陰．朝日新聞社，1987．
14) 細谷憲政：人間栄養とレギュラトリーサイエンス　食物栄養学から人間栄養学への転換．第一出版，2010．
15) 平沢　豊：日本の漁業　その歴史と可能性．NHKブックス，1981．
16) 魚柄仁之助：食べ物の声を聴け！　岩波書店，2011．
17) 小池五郎：系統看護学講座　栄養学．医学書院，1995．
18) 藤沢良知，監修：栄養士・管理栄養士まるごとガイド．フットワーク出版社，2000．
19) 社団法人設立50周年記念誌．社団法人日本栄養士会，2011．
20) 足立己幸，編著：食生活論．医歯薬出版，1987．
21) WHO/FAO：World Declaration and Plan of Action for Nutrition. 1992.
22) 足立己幸，著（津田真帆，絵）：栄養の世界―探検図鑑4．大日本図書，1998．
23) 図説　国民衛生の動向　2010/2011．厚生統計協会，2010．
24) 井村裕夫：人はなぜ病気になるのか　進化医学の視点．岩波書店，2000．
25) 中村雄二郎：臨床の知とは何か．岩波新書，1992．
26) 渡邊　昌：管理栄養士を目指す学生のための病理学テキスト　第2版．文光堂，2009．
27) 喫煙と健康　喫煙と健康問題に関する検討会報告書．保健同人社，2002．
28) 沼田　勇：病いは食から　「食養」日常食と治療食．農山漁村文化協会，2003．
29) 磯　博康：長寿の法則―悪習慣はいい習慣にトレード！　角川グループパブリッシング，2009．

30) 渡邊　昌：食事でがんは防げる．光文社，2004．
31) 荒井惣一，阿部啓子，吉川敏一，ほか編：機能性食品の事典．朝倉書店，2007．
32) 渡邊　昌：日本人のがん．金原出版，1995．
33) 家森幸男，太田静行，渡邊　昌，編：大豆イソフラボン．幸書房，2001．
34) 渡邊　昌：糖尿病は薬なしで治せる．角川書店，2004．
35) 日本糖尿病協会，編：糖尿病食事療法のための食品交換表．文光堂，2010．
36) 日本高血圧学会高血圧治療ガイドライン作成委員会，編：高血圧治療ガイドライン 2009．ライフサイエンス出版，2010．
37) 塩野　寛，清水恵子：生命倫理への招待．第 4 版，南山堂，2010．
38) 医の倫理綱領．日本医師会，2000 年．
39) 先端医療と遺伝子情報〜そして人権の未来．日本医師会，2013．
40) 遠藤順子：夫の宿題．PHP 研究所，2000．
41) 野崎和義，柳井圭子：看護のための法学　自律的・主体的な看護をめざして．ミネルヴァ書房，1999．
42) 日野原重明：医学概論．医学書院，2003．
43) 花野　学，監修．天野　宏，著：薬の倫理．南山堂，1998．
44) 市野川容孝，編：生命倫理とは何か．平凡社，2002．
45) 赤林　朗，編．稲葉一人，児玉　聡，堂囿俊彦，ほか著：入門・医療倫理　Ⅰ．勁草書房，2005．
46) 杉本泰治，高城重厚：大学講座　技術者の倫理入門．第 4 版，丸善株式会社，2008．
47) ロバート・M・ヴィーチ，エイミー・ハダッド，著（渡辺義嗣，訳）：薬剤師のための倫理．南山堂，2001．
48) 日本糖尿病学会，編：科学的根拠に基づく糖尿病診療ガイドライン 2013．南江堂，2013．
49) Mann J, Truswell AS：Essentials of human nutrition. 3rd ed. Oxford University Press, 2007.
50) ローラン・ドゴース著，入江芙美ら訳：なぜエラーが医療事故を減らすのか．NTT 出版，2015．

索引一覧

あ

悪性新生物（がん）……… 44
アクティブ80 ヘルスプラン…… 10
アディポネクチン…… 75,84
アルコール性肝炎……… 82
アンチエイジング……… 72
アントワーヌ・ラヴォアジエ…… 33
安楽死…………… 95,103

い

移植医療………………… 73
1型糖尿病……………… 79
一次予防………………… 11
一般治療食……………… 17
医療費…………………… 85
医療法…………………… 14
医療倫理の四原則……… 107
インスリン……………… 79
インスリン抵抗性…… 79,84
インフォームド・コンセント…… 112

う

ウイルス………………… 69
ウイルス性肝炎………… 82

え

衛生管理基準…………… 15
栄養……………………… 29
栄養改善………………… 46
栄養改善加算…………… 21
栄養改善法……………… 48
栄養学………………… 31,46

栄養学校………………… 47
栄養管理実施加算……… 108
栄養管理プロセス
……………… 17,20,122
栄養教諭…………… 15,22,28
栄養サポートチーム（NST）… 18
栄養サポートチーム
　加算…………… 17,50,86
栄養士…………………… 46
栄養士規則…………… 9,47
栄養士法……………… 9,47
栄養手………………… 47
栄養士養成制度………… 64
栄養状態の変化………… 41
栄養素………………… 29,32
栄養不良の循環性……… 60
栄養不良の二重負荷… 60,63,67
栄養マネジメント加算…… 21,51
疫学………………… 46,119
エネルギー……………… 29
エネルギー換算係数…… 34
エネルギー代謝………… 34
延命医療………………… 102

お

オフィス給食…………… 26

か

壊血病……………… 8,37,69
介入…………………… 122
過剰栄養………… 42,48,71
脚気……………… 8,36,69
学校給食………………… 22
学校給食実施基準……… 15

学校給食の目標………… 23
学校給食法………… 15,23
学校教育法……………… 15
がん………………… 44,76
肝癌……………………… 82
環境要因………………… 5
肝硬変…………………… 82
看護者の倫理綱領……… 98
肝脂肪化………………… 82
感染症………………… 7,69
がん抑制物質…………… 77
管理栄養士…………… 9,49
管理栄養士・
　栄養士倫理綱領…… 97,110
緩和医療……………… 105

き

飢餓………………… 55,60
行政栄養士……………… 24
居宅療養管理指導料…… 21

く

くも膜下出血…………… 82
クリニカルパス………… 19

け

研究…………………… 123
健康増進法………… 13,27,49
健康づくり対策……… 10,45
健康日本21………… 11,45

こ

公益社団法人日本栄養士会 ‥‥ 49
抗加齢医学 ‥‥‥‥‥‥‥‥ 72
高血圧症 ‥‥‥‥‥‥‥‥‥ 80
公衆衛生活動 ‥‥‥‥‥‥ 121
工場給食 ‥‥‥‥‥‥‥‥‥ 26
高齢者の医療の
　確保に関する法律 ‥‥‥‥ 14
呼吸 ‥‥‥‥‥‥‥‥‥‥‥ 33
国際栄養士会議 ‥‥‥ 64,110
国際栄養士連盟 ‥‥‥ 64,110
告示 ‥‥‥‥‥‥‥‥‥‥‥‥ 9
国民医療費 ‥‥‥‥‥‥‥‥ 85
国民健康・栄養調査 ‥‥‥ 39
国立栄養研究所 ‥‥‥‥‥ 47
国連ミレニアム開発目標 ‥ 62
個人情報 ‥‥‥‥‥‥‥‥ 111
個体の死 ‥‥‥‥‥‥‥‥ 101
個体要因 ‥‥‥‥‥‥‥‥‥‥ 5
コンプライアンス ‥‥‥‥ 109

さ

佐伯　矩 ‥‥‥‥‥‥‥‥‥ 47
細菌学 ‥‥‥‥‥‥‥‥‥‥ 69
再生医療 ‥‥‥‥‥‥‥‥‥ 73
細胞病理学 ‥‥‥‥‥‥‥‥ 69
酸素 ‥‥‥‥‥‥‥‥‥‥‥ 32
三大栄養素 ‥‥‥‥‥‥‥‥ 34
三大死因 ‥‥‥‥‥‥‥‥‥ 44

し

事業所給食 ‥‥‥‥‥‥‥‥ 26
自己決定（権） ‥‥‥‥ 97,104
脂質 ‥‥‥‥‥‥‥‥‥‥‥ 34
脂質異常症 ‥‥‥‥‥‥‥‥ 81

持続可能な開発目標 ‥‥‥ 62
死亡原因 ‥‥‥‥‥‥‥‥‥ 43
脂肪性肝炎 ‥‥‥‥‥‥‥‥ 82
社会貢献活動 ‥‥‥‥‥‥ 121
従属栄養 ‥‥‥‥‥‥‥‥‥ 29
終末期患者 ‥‥‥‥‥‥‥ 102
守秘義務 ‥‥‥‥‥‥‥‥ 111
純食料供給量 ‥‥‥‥‥‥ 39
情報の信頼性 ‥‥‥‥‥‥ 119
省令 ‥‥‥‥‥‥‥‥‥‥‥‥ 9
食育 ‥‥‥‥‥‥‥‥‥ 15,22
食育基本法 ‥‥‥‥‥ 5,15,23
食育推進基本計画 ‥‥‥ 15,23
職業倫理 ‥‥‥‥ 16,107,109
食事バランスガイド ‥ 7,45,62
食事療法 ‥‥‥‥‥‥‥‥ 113
食生活指針 ‥‥‥‥‥‥ 5,62
食生活の欧米化 ‥‥‥‥ 40,48
食生活の変化 ‥‥‥‥‥‥ 38
食と栄養の倫理要綱の原則 ‥ 110
食の安全性 ‥‥‥‥‥ 70,107
食の多様化 ‥‥‥‥‥‥‥‥ 5
植物状態 ‥‥‥‥‥‥‥‥ 102
植物的生命 ‥‥‥‥‥‥‥ 100
食物の不祥事 ‥‥‥‥‥‥ 106
食物連鎖 ‥‥‥‥‥‥‥‥‥ 3
食養生 ‥‥‥‥‥‥‥‥‥‥ 72
食料自給率 ‥‥‥‥‥‥‥‥ 56
食料需給表 ‥‥‥‥‥‥‥‥ 56
人格の尊重 ‥‥‥‥‥‥‥ 111
人口爆発 ‥‥‥‥‥‥‥‥‥ 53
心疾患 ‥‥‥‥‥‥‥‥‥‥ 44
真実の言動 ‥‥‥‥‥‥‥ 113
心臓死 ‥‥‥‥‥‥‥‥‥ 102
腎不全 ‥‥‥‥‥‥‥‥‥‥ 83
信頼関係 ‥‥‥‥‥‥‥‥ 111
診療ガイドライン ‥‥‥‥ 120

す

水素 ‥‥‥‥‥‥‥‥‥‥‥ 33
出納実験 ‥‥‥‥‥‥‥‥‥ 35
スパゲッティ症候群 ‥‥‥ 103

せ

生活活動 ‥‥‥‥‥‥‥‥‥‥ 3
生活習慣病 ‥‥‥ 10,71,75,89
精神的生命 ‥‥‥‥‥‥‥ 100
生前宣言 ‥‥‥‥‥‥‥‥ 105
生命観 ‥‥‥‥‥‥‥‥‥‥ 98
生命の階層性 ‥‥‥‥‥‥ 100
生命倫理 ‥‥‥‥‥‥‥‥‥ 97
生命倫理と
　人権に関する世界宣言 ‥ 97
政令 ‥‥‥‥‥‥‥‥‥‥‥‥ 9
世界栄養宣言 ‥‥‥‥‥‥‥ 61
世界人口 ‥‥‥‥‥‥‥‥‥ 53
零出納 ‥‥‥‥‥‥‥‥‥‥ 35
専門家 ‥‥‥‥‥‥‥‥‥ 108
専門職 ‥‥‥‥‥‥‥‥‥ 108
専門的能力 ‥‥‥‥‥‥‥ 109

そ

臓器の移植に関する法律 ‥ 102
臓器病理学 ‥‥‥‥‥‥‥‥ 69
尊厳死 ‥‥‥‥ 73,95,103,105

た

第1次国民健康づくり対策 ‥ 10
第2次国民健康づくり対策 ‥ 10
第3次国民健康づくり対策 ‥ 11
第4次国民健康づくり対策 ‥ 11
炭水化物 ‥‥‥‥‥‥‥‥‥ 34

たんぱく質‥‥‥‥‥‥‥ 35

ち

地域保健法‥‥‥‥‥ 14,24
チーム医療‥‥‥ 16,50,113
知識技術者‥‥‥‥‥‥ 119
腸内環境‥‥‥‥‥‥‥ 70

つ

通達（通知）‥‥‥‥‥‥ 9
痛風‥‥‥‥‥‥‥‥‥ 83

て

低出生体重児‥‥‥‥ 43,61
低たんぱく食‥‥‥‥‥ 83

と

統合医療‥‥‥‥‥‥‥ 73
糖尿病‥‥‥‥‥‥‥‥ 79
糖尿病合併症‥‥‥‥‥ 80
糖尿病治療‥‥‥‥‥‥ 113
糖尿病療養指導外来‥‥ 114
動物的生命‥‥‥‥‥‥ 100
動脈硬化‥‥‥‥‥‥‥ 81
特定健診・特定保健指導
‥‥‥‥‥ 14,24,45,75
特別治療食‥‥‥‥ 17,19
独立栄養‥‥‥‥‥‥‥ 29

な

内臓脂肪‥‥‥‥‥‥‥ 75
内臓肥満‥‥‥‥‥‥‥ 78

に

2型糖尿病‥‥‥‥‥‥ 79
二酸化炭素‥‥‥‥‥‥ 32
日本人のための食生活指針‥‥ 62
人間栄養
‥‥‥‥‥‥ 31,50,119

ね

燃焼‥‥‥‥‥‥‥‥‥ 33

の

脳血管疾患‥‥‥‥ 44,82
脳梗塞‥‥‥‥‥‥‥‥ 82
脳死‥‥‥‥‥‥‥‥ 102
脳出血‥‥‥‥‥‥‥‥ 82
脳卒中‥‥‥‥‥‥‥‥ 82

は

肺炎‥‥‥‥‥‥‥‥‥ 44
発がん刺激‥‥‥‥‥‥ 76
ハンムラビ法典‥‥‥‥ 96

ひ

ビタミン‥‥‥‥‥‥‥ 36
ビタミンB_1‥‥‥‥‥ 36
ビタミンC‥‥‥‥‥‥ 37
人を対象とする医学系研究に関する倫理指針‥‥‥‥ 124
ヒポクラテスの誓い‥‥ 95

ふ

物質観‥‥‥‥‥‥‥‥ 99

プライバシー‥‥‥‥‥ 111
フロギストン説‥‥‥‥ 33

へ

米国栄養士会‥‥‥‥‥ 46
米国の食事目標‥‥‥‥ 44
ヘルシンキ宣言‥‥‥‥ 112

ほ

法律‥‥‥‥‥‥‥‥‥‥ 9
法令‥‥‥‥‥‥‥‥‥‥ 9
母子保健法‥‥‥‥‥‥ 14
ホスピス‥‥‥‥‥‥‥ 105

ま

マネジメントケア‥‥‥ 108
慢性腎臓病‥‥‥‥‥‥ 83

み

緑の革命‥‥‥‥‥‥‥ 55
ミネラル‥‥‥‥‥‥‥ 37

む

無機質‥‥‥‥‥‥‥‥ 37
無作為化比較対照試験
‥‥‥‥‥‥‥ 120,124

め

メタボリック
　シンドローム‥‥ 71,77
免疫‥‥‥‥‥‥‥‥‥ 69

や

やせ……………5,43,50

ゆ

有機的統一体………100,101

よ

予防医学………………71

ら

ライフスタイル…………38
ライフステージ…………38

り

臨地実習………………65

数字・欧文

5歳未満児死亡率…………58

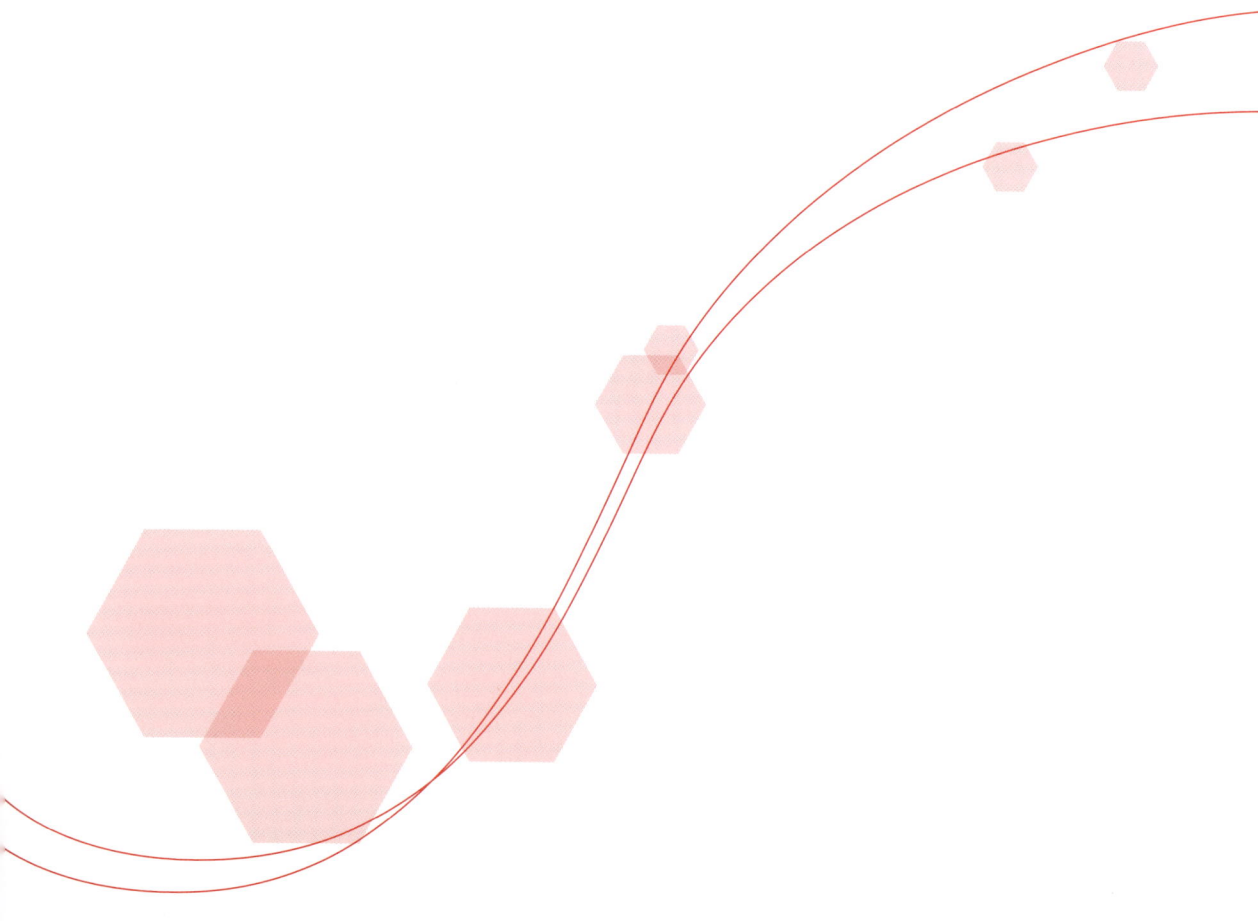

ATP………………101
CKD………………83
hospital malnutrition…107
NAFLD………………82
NASH………………82
NST…………………18
PEM…………………72
QOD…………………72
QOL………5,7,72,103,104
RCT………………120,124

【編者略歴】

伊達ちぐさ
1969年　大阪市立大学家政学部卒業
1971年　大阪市立大学大学院家政学研究科修了
1985年　大阪市立大学医学部講師
1991年　大阪市立大学医学部助教授
2002年　武庫川女子大学生活環境学部教授
2005年　奈良女子大学生活環境学部教授
2010年　兵庫県立大学環境人間学部教授
2017年　兵庫県立大学名誉教授

木戸康博
1979年　徳島大学医学部栄養学科卒業
1981年　徳島大学大学院栄養学研究科修了
1981年　大塚製薬株式会社徳島研究所研究員
1987年　徳島大学医学部助手
1997年　京都府立大学人間環境学部助教授
2007年　京都府立大学人間環境学部教授
2008年　京都府立大学大学院生命環境科学研究科教授
2017年　金沢学院大学人間健康学部教授
2020年　甲南女子大学医療栄養学部教授

管理栄養士養成課程におけるモデルコアカリキュラム2015準拠
第0巻　導入教育　第2版　信頼される専門職となるために

ISBN978-4-263-70680-0

2011年 9月10日　第1版第1刷発行
2015年 4月25日　第1版第6刷発行
2016年 3月25日　第2版第1刷発行
2022年 1月10日　第2版第9刷発行

監　修　特定非営利活動法人
　　　　日本栄養改善学会
編　者　伊達ちぐさ
　　　　木戸康博
発行者　白石泰夫
発行所　医歯薬出版株式会社
〒113-8612　東京都文京区本駒込1-7-10
TEL.（03）5395－7626（編集）・7616（販売）
FAX.（03）5395－7624（編集）・8563（販売）
https://www.ishiyaku.co.jp/
郵便振替番号 00190-5-13816

乱丁，落丁の際はお取り替えいたします　　印刷・壮光舎印刷／製本・愛千製本所
© Ishiyaku Publishers, Inc., 2011, 2016. Printed in Japan

本書の複製権・翻訳権・翻案権・上映権・譲渡権・貸与権・公衆送信権（送信可能化権を含む）・口述権は，医歯薬出版（株）が保有します．
本書を無断で複製する行為（コピー，スキャン，デジタルデータ化など）は，「私的使用のための複製」などの著作権法上の限られた例外を除き禁じられています．また私的使用に該当する場合であっても，請負業者等の第三者に依頼し上記の行為を行うことは違法となります．

JCOPY ＜出版者著作権管理機構 委託出版物＞
本書をコピーやスキャン等により複製される場合は，そのつど事前に出版者著作権管理機構（電話03-5244-5088，FAX 03-5244-5089，e-mail：info@jcopy.or.jp）の許諾を得てください．

SUIOHSHA

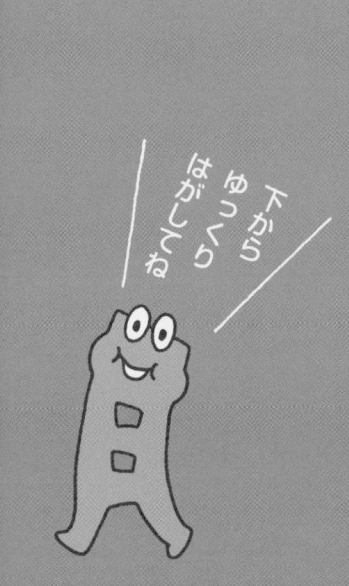

下からゆっくりはがしてね

3年生のおさらい③

① 出血
② 次回
③ 文章
④ 申し
⑤ 正式
⑥ 通帳
⑦ 飲食
⑧ 首都
⑨ 太陽
⑩ 皿
⑪ 他人
⑫ 服用
⑬ 本州
⑭ 区切り
⑮ 息
⑯ 石炭
⑰ 君
⑱ 毛皮
⑲ 羊
⑳ 係
㉑ 植える
㉒ 仕事
㉓ 童心
㉔ 漢字
㉕ 緑茶
㉖ 調子
㉗ 豆
㉘ 所持
㉙ 家族
㉚ 黒板
㉛ 身体
㉜ 王宮
㉝ 葉
㉞ 平和
㉟ 面談
㊱ 三丁
㊲ 昔
㊳ 家具
㊴ 詩歌
㊵ 海岸

3年生のおさらい④

① 作曲
② 使用
③ 追う
④ 県
⑤ 酒
⑥ 味方
⑦ 記号
⑧ 畑
⑨ 湯水
⑩ 湖
⑪ 駅員
⑫ 命中
⑬ 坂道
⑭ 銀行
⑮ 倍
⑯ 汽笛
⑰ 先取
⑱ 氷
⑲ 世界
⑳ 病気
㉑ 学習
㉒ 鼻
㉓ 筆記
㉔ 石橋
㉕ 美しい
㉖ 遊ぶ
㉗ 鉄
㉘ 役場
㉙ 住所
㉚ 歯車
㉛ 学問
㉜ 石油
㉝ 昭和
㉞ 神社
㉟ 野球
㊱ 昭和
㊲ 祭日
㊳ 始まった
㊴ 受ける
㊵ 空港

3年生のおさらい①

① 入院
② 安全
③ 両立
④ 短い
⑤ 注意
⑥ 深夜
⑦ 指定
⑧ 登る
⑨ 交代
⑩ 洋服
⑪ 運動
⑫ 悲鳴
⑬ 電柱
⑭ 寒い
⑮ 期待
⑯ 消去
⑰ 家業
⑱ 写真
⑲ 向かう
⑳ 農薬
㉑ 軽い
㉒ 練習
㉓ 主
㉔ 相手
㉕ 温度
㉖ 乗客
㉗ 死守
㉘ 返事
㉙ 列島
㉚ 委員
㉛ 終わった
㉜ 校庭
㉝ 横転
㉞ 平ら
㉟ 線路
㊱ 感想
㊲ 放送
㊳ 拾い
㊴ 研究
㊵ 水泳

3年生のおさらい②

① 荷物
② 所有
③ 反対
④ 勉強
⑤ 悪い
⑥ 勝負
⑦ 朝礼
⑧ 由来
⑨ 旅行
⑩ 波
⑪ 宿題
⑫ 中央
⑬ 屋根
⑭ 重箱
⑮ 整える
⑯ 急速
⑰ 進歩
⑱ 階級
⑲ 起きる
⑳ 発見
㉑ 表す
㉒ 助走
㉓ 配合
㉔ 金庫
㉕ 医者
㉖ 落第
㉗ 等しく
㉘ 幸福
㉙ 打開
㉚ 育てる
㉛ 投入
㉜ 苦い
㉝ 集中
㉞ 予言
㉟ 暑い
㊱ 一流
㊲ 決着
㊳ 様子
㊴ 実力
㊵ 商品

2年生のおさらい①

① 夜中
② 細かい
③ 先頭
④ 電池
⑤ 丸める
⑥ 通知
⑦ 弱点
⑧ 直す
⑨ 黄色
⑩ 野生
⑪ 手前
⑫ 分かれる
⑬ 書道
⑭ 広まる
⑮ 後ろ
⑯ 水曜日
⑰ 用紙
⑱ 楽
⑲ 小麦
⑳ 半分
㉑ 市場
㉒ 強風
㉓ 工場
㉔ 白鳥
㉕ 読んだ
㉖ 近道
㉗ 交じって
㉘ 公園
㉙ 里山
㉚ 二台
㉛ 野原
㉜ 時間
㉝ 自ら
㉞ 半ば
㉟ 地方
㊱ 当番
㊲ 声
㊳ 首
㊴ 科学
㊵ 汽車

2年生のおさらい②

① 遠足
② 室内
③ 新聞
④ 昼
⑤ 風車
⑥ 明白
⑦ 地図
⑧ 正直
⑨ 帰国
⑩ 朝顔
⑪ 活気
⑫ 合計
⑬ 秋分
⑭ 天才
⑮ 東京
⑯ 売店
⑰ 計画
⑱ 時
⑲ 雲
⑳ 考えて
㉑ 内
㉒ 毎朝
㉓ 新しい
㉔ 明るく
㉕ 作文
㉖ 少ない
㉗ 親友
㉘ 日記
㉙ 南方
㉚ 牛肉
㉛ 高い
㉜ 毛糸
㉝ 大切
㉞ 食後
㉟ 元気
㊱ 歌手
㊲ 教わる
㊳ 米
㊴ 晴れ
㊵ 家

形容詞になる漢字②

▼問題167ページ

STEP2
① 寒気　② 暑中　③ 身軽　④ 悲鳴　⑤ 短
⑥ 暗記　⑦ 上等

▼問題168〜169ページ

STEP3
① 昼は軽食にしている。
② ぼくは短気な性格を直したい。
③ 君と明暗が分かれた。
④ 寒空のもとマラソン大会が行われた。

⑤ これはぼくの苦心の作品だ。
⑥ 私は深夜までゲームをした。
⑦ 思い出は美化されやすいものだ。
⑧ 彼は悪名高い大どろぼうだ。
⑨ このペンは安かったが重宝している。

形容動詞になる漢字 その他の漢字

▼問題172ページ

STEP2
① 人相　② 予習　③ 安全　④ 平等
⑤ 昭和　⑥ 次第　⑦ 和食

▼問題173〜174ページ

STEP3
① 君の計画に全面的に協力しよう。
② 明日は予定があるから行けません。
③ どんなときも先生は子どもを公平にあつかう。
④ 兄はぼくのよい相談相手だ。
⑤ この事件は最後まで真相がつかめない。

⑤ 等身大の人形を買ってもらった。

状態を表す動詞
意志のある行動を表す動詞

STEP2 ▼問題155ページ
① 流行 ② 研究 ③ 反感 ④ 落語 ⑤ 究

STEP3 ▼問題156ページ
① ぼくは クラスの 意見に 反対 だ。
② 私は あやうく がけから 転落し かけた。
③ 生きる ことの 意味を 探究する。

第3章 形容詞とその他の意味を持つ漢字

形容詞になる漢字①

STEP2 ▼問題160〜161ページ
① 美人 ② 水深 ③ 重点 ④ 悪気
⑤ 気温 ⑥ 安物 ⑦ 急速 ⑧ 苦言
⑨ 重大

STEP3 ▼問題162〜164ページ
① スキーは 重心 の 位置が 大事だ。
② 速度 に 気を つけて 運転しなさい。
③ 先生が 来たから もう 安心 だ。
④ この トマトは 温室 さいばい だ。

気持ちを表す動詞

STEP2 ▼問題143〜144ページ

① 委員　② 急用　③ 決定　④ 死守
⑤ 受動　⑥ 空想　⑦ 安定　⑧ 助言
⑨ 学問

STEP3 ▼問題145〜146ページ

① 私は急行列車に乗った。
② ぼくの決心はとても固い。
③ いつも行くお店は定休日だった。
④ 兄が病院の受付にいた。
⑤ 私は小説の感想文を書いた。
⑥ 疑問があれば質問してください。
⑦ 助走をつけてとび箱をとぶ。

仕事や勉強に関わる動詞

STEP2 ▼問題149〜150ページ

① 運命　② 学習　③ 練習　④ 農薬
⑤ 植木　⑥ 調子　⑦ 仕事　⑧ 商店
⑨ 勉学

STEP3 ▼問題151〜152ページ

① ぼくは植物園に行って来た。
② 四時間目は自習になった。
③ 私は運動会で活やくした。
④ 合格するためにきびしい訓練を乗りこえた。
⑤ このおもちゃは簡単な仕組みでできている。
⑥ 新発売の商品がよく売れている。

動作を表す動詞③

STEP2 ▼問題133ページ

① 期待　② 決着　③ 打球　④ 直送
⑤ 整理　⑥ 世代　⑦ 面談

STEP3 ▼問題134〜135ページ

① つかれたから 交代 しよう。
② 君の行動は 打算 的だ。
③ 寒いので、部屋の温度を 調整 した。
④ 兄は 運送 会社で働いている。
⑤ 君は 着実 に進歩している。

動作を表す動詞④

STEP2 ▼問題138ページ

① 登校　② 投入　③ 心配　④ 回転
⑤ 放送　⑥ 注目　⑦ 追放

STEP3 ▼問題139〜140ページ

① 二人は意気 投合 した。
② 利益をみんなで 分配 した。
③ 冬の 登山 は危険だ。
④ ショックな出来事があり 放心 状態だ。
⑤ 兄は車の 運転 が上手だ。
⑥ 交差点をわたるときは 注意 しなさい。

⑥ ぼくの父は車を三台 所有 している。

⑦ 首相は一週間ほど 外遊 した。

動作を表す動詞①

STEP2
① 所持 ▼（右）所持（左）所有
② 向上 ③ 打開 ④ 消去 ⑤ 起用
⑥ 水泳 ⑦ 飲食 ⑧ 曲線 ⑨ 開店

▶問題 120〜121ページ

STEP3
① 父の 持病 は腰痛だ。
② 君には 向学 心がある。
③ 先生が来たので 起立 した。
④ 去年 より2センチ背がのびた。
⑤ 今年も桜が見事に 開花 した。
⑥ コンサートで歌う 曲目 を決めた。

▶問題 122〜123ページ

動作を表す動詞②

STEP2
① 拾 ② 進行 ③ 乗員 ④ 申し ⑤ 先取
⑥ 消息 ⑦ 集合 ⑧ 番号 ⑨ 集計

▶問題 126〜127ページ

STEP3
① 人間はサルの仲間から 進化 したらしい。
② レストランの予約を 取り消し た。
③ 正しいものを 記号 で答えなさい。
④ 君は 集中 力がない。
⑤ 事故があったが、 乗客 は全員無事だ。
⑥ とうふは 消化 にいい食べ物だ。

▶問題 129〜130ページ

第 ② 章 動詞の意味を持つ漢字

最重要漢字

STEP2 ▶問題106〜107ページ
① 行動　② 発見　③ 対話　④ 悪化　⑤ 体感　⑥ 勝算　⑦ 返事　⑧ 感心　⑨ 発表

STEP3 ▶問題110〜111ページ
① 今日のテストは楽勝だった。
② 父は車を急発進させた。
③ 私は初対面の人が苦手だ。
④ おすしは日本の文化だ。
⑤ ぼくは今日観た映画に感動した。
⑥ 熱があるので動作がにぶい。
⑦ 一週間以内なら返品できる。

重要漢字

STEP2 ▶問題114〜115ページ
① 教育　② 写生　③ 使命　④ 死角　⑤ 自負　⑥ 有名　⑦ 有終　⑧ 住　⑨ 遊泳　⑩ 始終

STEP3 ▶問題116〜117ページ
① これは生死に関わる問題だ。
② 私は空の写真をとった。
③ 次の駅が終点だ。
④ となりの住人はとても親切だ。
⑤ ここからは君とぼくとの勝負だ。

09

単位や数に関わる名詞

③ 四つ葉の クローバーは 幸運の 印だ。
④ 童話 作家で 有名な 宮沢賢治は 三十代で 他界した。
⑤ 六月の 花よめは 幸福に なると いう。

STEP2 ▼問題94ページ
① 級友 ② 軽度 ③ 行列 ④ 部下
⑤ 両立 ⑥ 数倍

STEP3 ▼問題95〜96ページ
① 部屋の 温度を 自分の 好みに 調節する。
② 母は 高級な バッグを 持って 出かけた。
③ 兄は 自転車で 日本 列島を じゅうだんした。
④ 駅の 売店で 新聞を 一部 買った。
⑤ 毎朝 ぼくは 電車の 一両目に 乗っている。

時間に関わる名詞 行事を表す名詞

STEP2 ▼問題99ページ
① 一秒 ② 祭日 ③ 期待 ④ 昔風
⑤ 公式

STEP3 ▼問題100〜101ページ
① 作文を 提出する 期限は 今週 いっぱいだ。
② 祖父から もらった 時計は 秒針が ない。
③ 正式に 君の 合格を 認めよう。
④ 祖母は 昔ながらの 作り方で みそを 作っている。
⑤ 私は 姉が 通う 中学校の 文化祭に 行った。

08

人に関わる名詞

STEP3 ▼問題79〜80ページ

① 学校の 屋上は いつも かぎが かかっている。
② 入院中の 母に くだものと お花を 持って 行った。
③ 姉は 家庭科の 時間に エプロンを 作った。
④ 三つ目の 電柱を 右に 曲がれば ぼくの 家だ。
⑤ 君との 出会いに ぼくは 宿命を 感じる。
⑥ 私は ホテルより 旅館の 方が 好きだ。
⑦ 父は 文庫本を かばんの 中に 入れて 持ち歩いている。

STEP2 ▼問題83〜84ページ

① 客間 ② 店主 ③ 名君 ④ 一族
⑤ 使者 ⑥ 全員 ⑦ 童心 ⑧ 役所
⑨ 王者

気持ちを表す名詞 考え方を表す名詞

STEP3 ▼問題85〜86ページ

① 熱が あるので かかりつけの 医者に みてもらう。
② もう 定員 いっぱいで 車に 乗れない。
③ 今は 手紙ではなく メールが 主流だ。
④ ねる 前に 母に 童話を 読んでもらう。
⑤ 祖父は 親族を 集めて 重大な 話を した。
⑥ 乗客は 船の 中での 食事を 楽しみに していた。

STEP2 ▼問題89ページ

① 他人 ② 多幸 ③ 次第 ④ 礼
⑤ 福引き

STEP3 ▼問題90〜91ページ

① 君の 言い分は 次元の ちがう 話だ。
② 私は 朝礼で 号令を かける 係を している。

空間を表す名詞

STEP 2 ▼問題67ページ
① 階下 ② 横転 ③ 業界 ④ 中央
⑤ 横顔

STEP 3 ▼問題68ページ
① 最近 学校の 規則 いはんが 横行している。
② 神社の 長い 階段を 一時間 かけて 上った。
③ おしゃかさまは 下界を 見下ろして ため息を ついた。

場所を表す名詞

STEP 2 ▼問題71〜72ページ
① 入港 ② 州 ③ 道路 ④ 丁度 ⑤ 県花
⑥ 鉄橋 ⑦ 場所 ⑧ 都会 ⑨ 名所
⑩ 区分

STEP 3 ▼問題73〜74ページ
① 日本の 首都は 東京で、フランスの 首都は パリだ。
② 子どもの ころ 私は よく 路地裏で 遊んだ。
③ 君の 長所は あまり おこらない ところだ。
④ 空港へは 電車より バスで 行く方が 楽だ。
⑤ 近所の スーパーで とうふを 二丁 買った。
⑥ ぼくは 九州の おじさんの 家へ 遊びに 行く。

建物を表す名詞

STEP 2 ▼問題77〜78ページ
① 車庫 ② 校庭 ③ 家屋 ④ 駅員
⑤ 茶柱 ⑥ 寺院 ⑦ 宮 ⑧ 宿題 ⑨ 図書館

食べ物に関わる名詞
動物や植物を表す名詞

STEP 2
▼問題57ページ

① 落葉　② 羊毛　③ 根本
④ 地味　▶はで
⑤ 真実　⑥ 酒屋　⑦ 大豆

STEP 3
▼問題58〜59ページ

① おせち　料理の　中で　ぼくは　黒豆が　一番　好きだ。
② 試合の　結果は　君の　実力　通りだ。
③ 物事を　達成する　ためには　根気が　必要だ。
④ 酒気 おび　運転を　しては　いけない。
⑤ どんな　ことが　あっても　ぼくは　君の　味方だ。
⑥ 山は　紅葉を　見に　来た　人で　いっぱいだった。

自然に関わる名詞

STEP 2
▼問題62〜63ページ

① 陽気　② 波長　③ 氷山　④ 列島
⑤ 上り坂　⑥ 対岸　⑦ 田畑　⑧ 洋服
⑨ 湖

STEP 3
▼問題64〜65ページ

① 自転車の　ブレーキを　かけて　急な　坂を　下る。
② ぼくは　冬なのに　かき氷を　食べた。
③ 私の　家は　祖父の　代から　畑作　農家だ。
④ 船で　はなれ　小島に　遊びに　行く。
⑤ 姉と　私は　海岸　通りの　店に　入った。
⑥ この　部屋は　電波が　悪くて　テレビが　うつらない。
⑦ ぼくの　兄は　洋楽を　好んで　聞く。

身の回りにある物を表す名詞①

STEP2 ▶問題 45〜46ページ

① 野球　② 商品　③ 皿　④ 炭水　⑤ 鉄板
⑥ 感服　⑦ 入荷　⑧ 石油　⑨ 品

STEP3 ▶問題 47〜48ページ

① 私は かぜを ひいたので 薬を 服用した。
② 授業が 始まる 前に 黒板を 消す。
③ 昔は 石炭を 燃料に した 汽車が 走っていた。
④ 私は 庭に チューリップの 球根を 植えた。
⑤ 先生は とても 上品な 洋服を 着ていた。
⑥ 母は 両手に 重い 荷物を 持った。

身の回りにある物を表す名詞②

STEP2 ▶問題 51〜52ページ

① 湯　② 通帳　③ 筆箱　④ 鉄　⑤ 薬草
⑥ 銀世界　⑦ 口笛　⑧ 筆者　⑨ 鉄分

STEP3 ▶問題 53〜54ページ

① ぼくは 三けたの 筆算が 苦手だ。
② 父は 湯水の ように お金を 使った。
③ 父は 家に 小さな 箱庭を ほしがっていた。
④ 母は ざるそばに 薬味の ネギを 入れた。
⑤ 私は 地元の 銀行に 預金を している。
⑥ 船が 汽笛を 鳴らして 港を 出た。
⑦ 鉄道 事故の ニュースが テレビで 流れた。

人間の体に関わる名詞

⑥ 牛乳の 表面に うすい まくが はった。
⑦ 三年生で 習う 漢字を 全部 覚えた。
⑧ こんな 失敗を するなんて 面目 ない。

STEP 2 ▶問題35～36ページ

① 虫歯 ② 皮肉 ③ 血色 ④ 子息
⑤ 身体 ⑥ 鼻
⑦ 指名
P▶（右）使命（中）氏名（左）指名

STEP 3 ▶問題38～39ページ

① 私は 転んで 足から 出血した。
② 君には 十分な 休息が 必要だ。
③ ぼくは 新幹線の 指定 席に 座った。
④ 何か 身分を 証明できる ものを 持っていますか？
⑤ 歯車は 機械の 部品の 一つだ。

仕事や勉強に関わる名詞

⑥ 私の 姉は 毛皮の コートを 持っている。

STEP 2 ▶問題41ページ

① 家業 ② 局面 ③ 係員 ④ 医学
⑤ 局地

STEP 3 ▶問題42ページ

① みんなで 手分けを して 作業を 進める。
② 父は 食品 関係の 仕事を している。
③ ぼくの 父は 町で 一番の 名医と 評判だ。

第1章 名詞の意味を持つ漢字

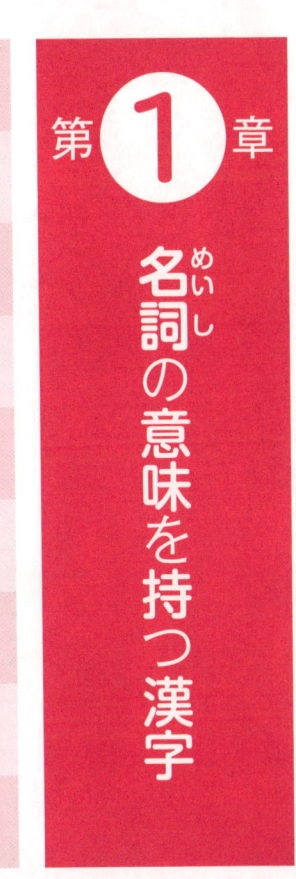

最重要漢字

STEP 2 ▼問題18〜19ページ

① 女神　② 意地　③ 真心　④ 新緑
⑤ 命中　⑥ 物心　⑦ 急病　⑧ 世界
⑨ 家具

STEP 3 ▼問題22〜23ページ

① 私の 母の 病気が 回復した。
② ぼくは うさぎの 世話 係に なった。
③ 兄は ギリシャ 神話が 好きだ。
④ 朝から おなかの 具合が 悪い。
⑤ 私は とうとう 真実を 打ち明けた。
⑥ 人の 運命は だれにも 分からない。
⑦ 荷物が 重たくて もう 歩けない。

重要漢字

STEP 2 ▼問題26〜27ページ

① 事業　② 公表　③ 詩歌　④ 文章
⑤ 漢方　⑥ 主題　⑦ 理由　⑧ 旅行
⑨ 画面　⑩ 様子

STEP 3 ▼問題30〜32ページ

① 今日の 話し合いの 題目を 決めた。
② ぼくの 妹は 家事の 手伝いが 好きだ。
③ 私は 旅先で 日記を つけた。
④ 放課後は ぼくたちは 自由に 体育館を 使える。
⑤ ぼくの 家は 和風の 建築 様式だ。

出口先生の頭がよくなる漢字 ③

漢字で言葉のトレーニング

出口 汪

答え

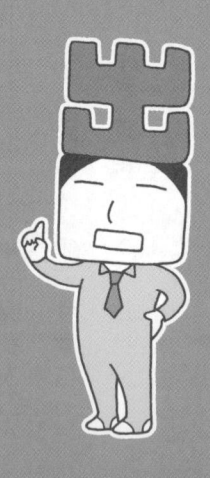

著者紹介

出口 汪
（でぐち ひろし）

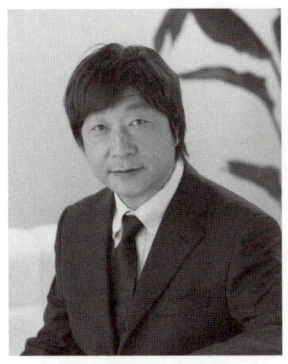

関西学院大学大学院文学研究科博士課程単位取得退学。広島女学院大学客員教授、出口式みらい学習教室主宰。現代文講師として、入試問題を「論理」で読解するスタイルに先鞭をつけ、受験生から絶大なる支持を得る。そして、論理力を養成する画期的なプログラム「論理エンジン」を開発、多くの学校に採用されている。現在は受験界のみならず、大学・一般向けの講演や中学・高校教員の指導など、活動は多岐にわたり、教育界に次々と新機軸を打ち立てている。

主な著書に『はじめての論理国語』『システム中学国語』『システム現代文』『出口汪の「最強！」シリーズ』『子どもの頭がグンと良くなる！国語の力』（以上、水王舎）、『出口汪の日本語論理トレーニング』（小学館）、『東大現代文で思考力を鍛える』『京大現代文で読解力を鍛える』（だいわ文庫）、『やりなおし高校国語』（ちくま新書）など多数。

◻ 水王舎の最新情報はこちら
https://suiohsha.co.jp

STAFF

出口先生の頭がよくなる漢字 ③

2014年8月12日 初版 第1刷発行
2024年9月30日   第7刷発行

著 者　出口 汪
発行人　出口 汪
発行所　株式会社 水王舎
　　　　大阪府豊中市南桜塚 1-12-19
　　　　TEL 080-3442-8230
印刷・製本　天理時報社
デザイン・イラスト　設樂 みな子（したらぼ）
本文DTP　株式会社 ビーシーエム

本書の無断転載、複製、複写（コピー）翻訳を禁じます。本書を代行業者等の第三者に依頼してスキャンやデジタル化することは、たとえ個人や家庭内の利用であっても、著作権上、認められておりません。

© Hiroshi Deguchi 2014 Printed in Japan
ISBN 978-4-86470-011-5